学会吃！快速调理
高血脂

胡维勤 ◎主编

黑龙江科学技术出版社

HEILONGJIANG SCIENCE AND TECHNOLOGY PRESS

图书在版编目（CIP）数据

学会吃！快速调理高血脂 / 胡维勤主编. -- 哈尔滨：
黑龙江科学技术出版社，2018.1
（守护健康）
ISBN 978-7-5388-9440-0

Ⅰ. ①学… Ⅱ. ①胡… Ⅲ. ①高血脂病－食物疗法
Ⅳ. ①R247.1

中国版本图书馆CIP数据核字(2017)第304463号

学 会 吃 ！ 快 速 调 理 高 血 脂
XUE HUI CHI！KUAISU TIAOLI GAOXUEZHI

主　　编	胡维勤	
责任编辑	焦　琰	
摄影摄像	深圳市金版文化发展股份有限公司	
策划编辑	深圳市金版文化发展股份有限公司	
封面设计	深圳市金版文化发展股份有限公司	
出　　版	黑龙江科学技术出版社	

地址：哈尔滨市南岗区公安街70-2号　　邮编：150007
电话：（0451）53642106　传真：（0451）53642143
网址：www.lkcbs.cn

发　　行	全国新华书店	
印　　刷	深圳市雅佳图印刷有限公司	
开　　本	685 mm×920 mm　　1/16	
印　　张	13	
字　　数	200千字	
版　　次	2018年1月第1版	
印　　次	2018年1月第1次印刷	
书　　号	ISBN 978-7-5388-9440-0	
定　　价	39.80元	

目录 CONTENTS

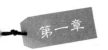

第一章　全面认识高血脂

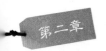

第二章　降脂食材有学问

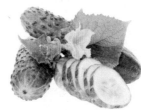

忌吃食物的清单

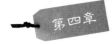 第四章 中医疗法助降脂

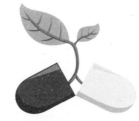

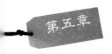 第五章　**高血脂 Q&A**

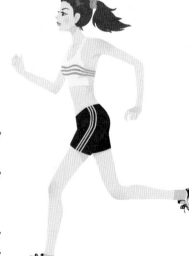

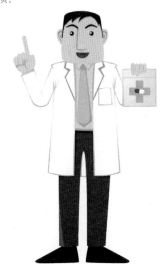

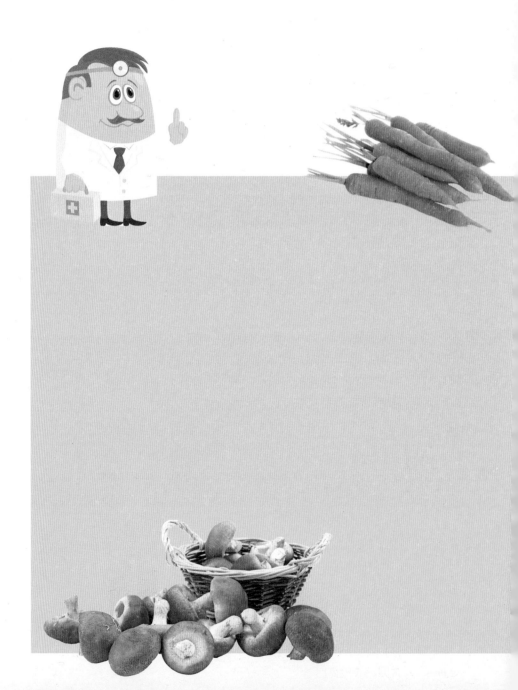

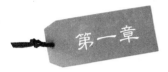

全面认识高血脂

高血脂的隐秘性很高，往往被人们忽略。在发病的很长一段时间内患者可能无明显的自觉症状，而仅仅表现为血脂检查异常，这是高血脂的一个重要特点。也正因为这一特点的存在，人们往往忽视了高血脂的存在，任由高血脂在心脏的冠状动脉壁上不断沉积，直至造成心脑血管疾病，产生了心绞痛、心肌梗死、偏瘫等严重的症状，甚至危及生命的时候，人们才开始警惕。但是，由于此时高血脂已经给身体造成了严重的器质性损害，无疑增大了其治疗难度，也影响了愈后的情况。

大量的临床经验显示，要想治疗高血脂，首先就应当对高血脂进行全方位的了解；其次，由于大多数高血脂的发生都是由于患者饮食因素造成的，所以防治高血脂，就需要掌握合理有效的饮食方法。

为了让患者清楚地认识高血脂，并引起重视，本章将深入剖析关于高血脂的方方面面，包括高血脂有什么危害、高血脂患者如何进行饮食治疗等。

一、了解血脂的基本信息

高血脂患者应该对自己的病情了如指掌，并引起重视，一旦出现危险信号应及时就医。

1. 什么是"高血脂"？

我们首先了解一下什么是血脂，血脂又称脂质，是血液中所含脂类物质的总称，主要包括胆固醇三酰甘油、磷脂以及游离脂肪酸等，其中胆固醇和三酰甘油是主要成分。血脂含量只是全身脂质含量的一小部分，但是却是人体所必需的物质，可以反映体内脂类代谢的情况，具有至关重要的生理功能。

由各种原因引起的血清中的胆固醇或三酰甘油水平升高所产生的疾病就是高脂血症，通俗地称为"高血脂"。近年来，由高血脂引起的并发症越来越多，而且患病比例也在逐年上升。因为高血脂所引发的中风、心血管疾病直接威胁人们的健康与生命，所以高血脂与高血压、高血糖一起被称为"三高"，越来越受到人们的关注。

2. 引起高血脂的因素有哪些？

引起高血脂的病因很多，目前医学界也不能完全解释清楚，得到证实与确定的主要有三个方面的因素：遗传因素、饮食因素和内分泌或代谢因素。

一小部分的人会因为家族性高脂血症遗传而患病，其余大部分都是后天所致的，而饮食因素是引起高脂血症的常见原因。绝大多数高血脂患者都是由于在日常生活中对饮食问题疏忽或是坚持错误的饮食方式而导致体内血脂过高，从而产生疾病。比如人们摄取高脂肪、高热量的食物太多，平时又缺乏运动，生活无规律，导致肥胖，引起三酰甘油和胆固醇升高而致病。内分泌或代谢因素主要是指由于血液中糖、脂肪、胆固醇、蛋白质代谢紊乱，体内毒素增多，肝脏的解毒功能严重受损，致使心脏供血无力，血路不畅，直至导致血液中的胆固醇与脂肪含量过高形成高血脂，并伴有高血压、高血糖、高血脂等一系列疾病。近年来高血脂患者人数在世界范围内迅速增加，被公认为全世界的三大疾病之一，从它的患病率变化趋势来看，形势不容乐观。

3. 如何对高血脂诊断与分型？

目前，国内一般以成年人空腹血清总胆固醇超过 5.72 毫摩尔／升，三酰甘油超过 1.70 毫摩尔／升，作为诊断高血脂的指标。将总胆固醇在 5.2～5.7 毫摩尔／升者称为边缘性升高。根据血清总胆固醇、三酰甘油和高密度脂蛋白胆固醇的测定结果，通常将高血脂分为四种类型：高胆固醇血症、高三酰甘油血症、混合型高脂血症、低高密度脂蛋白血症。

高胆固醇血症是指血清总胆固醇含量增高，超过 5.72 毫摩尔／升，而三酰甘油含量正常，即三酰甘油低于 1.70 毫摩尔／升；高三酰甘油血症是指血清三酰甘油含量增高，超过 1.70 毫摩尔／升，而总胆固醇含量正常，即总胆固醇低于 5.72 毫摩尔／升；混合型高脂血症是指血清总胆固醇和三酰甘油含量均增高，即总胆固醇超过 5.2

毫摩尔／升，三酰甘油超过 1.70 毫摩尔／升；低高密度脂蛋白血症是指血清高密度脂蛋白胆固醇（HDL－胆固醇）含量降低，低于 0.90 毫摩尔／升。

4. 高血脂的高危人群

研究调查发现以下几种人易患高血脂：有少数高血脂患者是有高血脂家族病史的人；大部分高血脂患者都是肥胖者；中老年人及绝经后的妇女很容易得高血脂；35 岁以上经常高脂、高糖饮食者也会有得高血脂的危险；有些高血脂患者是由于生活习惯不良而导致的疾病，比如长期吸烟、酗酒、不经常运动者；患有糖尿病、高血压、脂肪肝的病人，生活没有规律、情绪容易激动、精神长期处于紧张状态、甲状腺功能减退的人，都很容易得高血脂。

5. 读懂血脂升高的八大信号

高血脂与高血压、高血糖，并称为"三高"，足以说明高脂血症发病的普遍性。一旦身体上出现了以下八大信号，就需要引起重视了，一定要去医院检测自己的血脂水平。

信号一：早晨起床后感觉头脑不清醒，进食早餐后好转，午后极易犯困，夜晚很清醒；经常感觉头昏脑涨，有时在与人谈话的过程中都容易睡着；

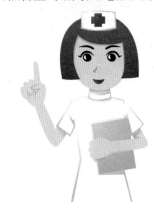

◎你是不是高脂血症高危人群

常常会忘记事情，感觉四肢很沉重或者四肢没有感觉等，这些都是高血脂的前兆。

信号二：中老年妇女的眼睑上出现淡黄色的小皮疹，刚开始时为米粒大小，略高出皮肤，严重时布满整个眼睑，这个在医学上称为"黄色素斑"，是由于血脂浓度异常增高，引起脂质异位沉积而造成的。黄色素斑本身没有明显的健康危害，但是，它的出现往往提示病人的血脂水平已经比较高了。

信号三：腿肚经常抽筋，并时常感到刺痛，这是胆固醇积聚在腿部肌肉中的表现，如果发现程度不断在加重，一定要予以重视，及时进行血脂检查。

信号四：患有家族性高胆固醇血症的人常会在各个关节的伸面皮肤出现脂质异位沉积，特别是跟腱，为脂质沉积的好发部位，严重者可使跟腱的强度明显下降，不小心碰到轻微的创伤就会引起撕裂。

信号五：短时间内在面部、手部出现较多黑斑（斑块比老年斑稍微大一些，颜色较深）。

信号六：记忆力及反应力明显减退，看东西会时不时地感到模糊，这是因为血液变黏稠，流速减慢，使视神经或视网膜出现暂时性缺血。

信号七：出现食欲不振等消化系统症状。高血脂可以引起脂肪肝，影响肝功能，故会出现食欲不振等症状。

信号八：肥胖是血脂升高的最常见的"信号"，所以肥胖者比一般体重正常的人，要更加注意进行血脂检查。

6.高血脂，不应被忽视

由于人体内部组织器官是息息相关的，可谓"牵一发而动全身"，尤其是血液流经身体各个部分，所以当血液中的脂类含量过高时，必然会影响到其他部分出现不适症状。高血脂不仅仅是一种病，而且它还可以引发很多并发症。患者由于脂肪含量高，所以动脉内壁脂肪斑块沉积速度加快，当斑块将血管内壁阻塞到一定程度而使得血液供应不足时，就会出现相应的临床表现并引发其他疾病。

①引发心脑血管疾病——高血脂

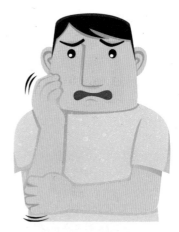

◎从现在起，关心你的血脂

最大的危害就是导致动脉粥样硬化，引起心脑血管疾病，如脂肪斑块沉积到心脏血液的动脉内膜上，即发生冠心病；当脂肪斑块沉积到脑动脉或其他分支时，则会出现脑血管疾病，如脑中风等，所以高血脂又被称为引起心脑血管疾病的"凶手"。当人体形成动脉粥样硬化后，会导致心肌功能紊乱，引起血管动脉痉挛，诱使肾上腺分泌升压素，导致血压升高，引发高血压。高血脂还可以加重糖尿病病情，所以糖尿病病人除了要治疗糖尿病以外，还需要调节血脂，以降低患糖尿病的危险。

②诱发胰腺炎——过高的三酰甘油可以引发胰腺炎。治疗胰腺炎除了在医生指导下降三酰甘油外，还要少吃甜食、零食，晚饭不宜过饱，多做运动，因为运动不仅可以燃烧体内过多的脂肪，把过高的三酰甘油降下来，而且还能够降低诱发胰腺炎的危险。

③导致肺栓塞——肺栓塞是由于肢体很少活动，导致下肢或深部静脉血栓形成，当血流变缓时，脱落栓子可顺血流入肺，形成急性肺栓塞。

④降低人体抵抗力——由于体内血脂过高，代谢功能减低，内分泌紊乱，导致抵抗病毒的抗体作用减小，抵抗力下降。

⑤造成双目失明——高血脂是引起视网膜血栓形成的最常见原因。病人患有严重高血脂时，血液中富含的大量三酰甘油使视网膜颜色变淡而近乳白色，这些脂蛋白很可能从毛细血管中漏出，造成视网膜脂质渗出，在视网膜上呈现出黄色斑片。而高浓度的血脂能够激活血小板，血小板则会释放出更多的凝血因子，使得血小板的聚集性增高，以致血管内血栓形成，从而造成视力严重下降，老年人则可能会双目失明。

⑥造成走路跛行——血液中的脂肪过高，就会在血管壁上沉积形成粥样斑块，粥样斑块则会导致腿部血管腔狭窄。正常情况下，运动时血管中的血液流动加速，以满足运动时的需要，但是一旦血管腔狭窄，当运动达到一定程度时，肌肉就会出现缺氧和缺血的状况，产生缺氧缺血性疼痛，走路就会跛行。

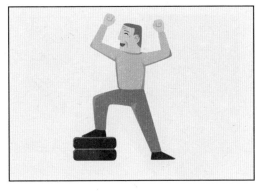

◎掌握正确的食疗方法，让高血压"低头"

二、掌握饮食六大要点，可轻松降血脂

高血脂患者要严格遵循正确的饮食原则，合理摄取营养物质和微量元素，并了解一些并发症的治疗原则。

1. 要点一：三大营养元素需科学摄入

脂肪、蛋白质与糖类是人体必需的三大营养成分。人体通过摄取脂肪、蛋白质、糖类来满足生命活动所需要的能量，但是这三种营养成分并不是摄取得越多越好，尤其是高血脂患者，更应该合理摄取，以保持营养的均衡。

脂肪是人体不可缺少的能量来源，是人体结构的重要材料。体内脂肪组织有保护和固定内脏器官的作用，当受到外力冲击时，脂肪起到缓冲的作用，皮下脂肪可以滋润皮肤，并防止

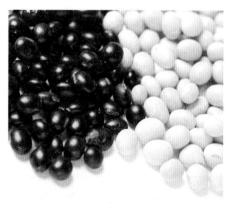

◎高血脂患者要尽量多吃植物性蛋白质

体温的过度耗散。人体对维生素 A、维生素 D、维生素 E 等的吸收，必须要有脂肪的参与。如果肠道内作为食物的脂肪太少甚至没有，会造成这些维生素吸收障碍，导致维生素缺乏。必需脂肪酸是细胞的重要成分，缺乏时可影响细胞的更新。脂肪中的胆固醇在人体也有不可取代的作用。脂肪还能改善食物的味道，增加饱腹感，减少食量。传统观念认为，脂肪摄取越多越好，但是近几年研究发现，脂肪并不是进食得越多越好，尤其是高血脂患者，更应该控制脂肪的摄取量。过多的脂肪会影响蛋白质及碳水化合物的摄入量，并且脂肪的摄入量与动脉粥样硬化的发生发展有着密切关系。由此看来，高血脂患者必须控制脂肪的摄入量，一般不宜超过每日每千克体重 1 克。

蛋白质可分为动物性蛋白质和植物性蛋白质两种。动物性蛋白质是指肉类、蛋类、鱼类或这些食物的加工食品中所含的蛋白质，植物性蛋白质则指豆类等植物及其加工食品中所含的蛋白质。蛋白质对于人体非常重要，

它是人体细胞、各组织的重要组成成分，对人体的生长发育、组织的修复、细胞的更新等都起着极为重要的作用。蛋白质也是人体内酶、激素、抗体的重要原料。如果没有充足的蛋白质，各种酶、激素、抗体不能正常合成，会导致人体功能及代谢紊乱，如胰岛素就是由蛋白质构成的。通过葡萄糖的异生作用，58％的蛋白质可以转化为糖。但这不是蛋白质的主要功能。参与蛋白质生物合成的20种氨基酸，大部分人体可以自身合成，但其中有8种必需氨基酸人体不能自身合成，必须从食物蛋白质中获得。这8种氨基酸是赖氨酸、色氨酸、苯丙氨酸、亮氨酸、异亮氨酸、苏氨酸、蛋氨酸、缬氨酸。高血脂患者的饮食，要尽量多吃植物性蛋白质。一般高血脂患者每日每千克体重应摄入蛋白质1克，例如患者的体重为60千克，那么每日需要摄取60克蛋白质；但病情控制不好或消瘦型糖尿病患者，可将每日的每千克体重摄取的蛋白质增至1.2~1.5克（即70~90克）。摄取的蛋白质1/3应该来自优质蛋白，如牛乳、鸡蛋、猪的精瘦肉、大豆等。高血脂患者如果为儿童，那么蛋白质的需要量就应该这样计算：每日每千克体重为2～3克。妊娠4个月后的高血脂孕妇患者，每日摄入的蛋白质应比普通高血脂患者增加15～25克。

糖类是人体主要能源物质，它可分为三类，即单糖、双糖、多糖。单糖的特点为甜度大，吸收速度快，食后迅速由消化道吸收进入血液，包括葡萄糖、果糖和半乳糖。双糖由两分子的单糖通过糖苷键形成，食后也很快进入血液，如蔗糖、麦芽糖等。高血脂病人如果进食过多的糖类，除了保证人体生命活动必需的糖类外，剩余过多的糖类就会储存在体内，沉积起来，变为脂肪，使人变得肥胖，而肥胖又恰恰是高血脂最忌讳的，很多人患高血脂都是由于身体太胖而导致的。因此，高血脂患者应当严格控制糖分的摄取。但是食物中还有一种多糖叫作食物纤维。研究发现，经常吃含较多食物纤维膳食的高血脂患者，身体内胆固醇与脂肪的水平低于不食用食物纤维的人，这是因为食物纤维能促进体内胆固醇与脂肪的消化，将

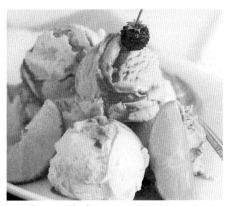

◎高血脂患者应当严格控制糖分的摄取

胆固醇与脂肪排出体外，从而降低了体内胆固醇与脂肪的沉积量。食物纤维虽属于多糖，但它不能供给人体热量，却起着其他糖类所不具备的作用。进食含食物纤维较多的食物，需较长时间的咀嚼，可以延缓胃的排空，增加饱腹感，减少食物摄入量；食物纤维可抑制胰岛素的释放，促进胆固醇从体内较快排出；食物纤维的亲水性可使粪便软化，便于肠道排空，能预防便秘、阑尾炎、溃疡性结肠炎、痔疮及结肠癌；有的食物纤维如燕麦麸，能降低淀粉酶的活性，从而延缓糖的吸收速度；食物纤维对糖尿病的并发症，如动脉粥样硬化性病变引起的缺血性心脏病、肠功能紊乱、高脂血症、中风等有一定作用。因此，高血脂患者在饮食过程中应多选用一些富含食物纤维的食物，这对改善病情十分有益。食物纤维每日摄入量应不低于25克。

2. 要点二：17 种营养物质有利于降血脂

高血脂患者除了需要合理进食三大营养物质外，还应当进食一些对身体有益的其他营养物质。它们不仅是身体生长、发育、活动必不可少的，而且也能够帮助预防高血脂。

膳食纤维

膳食纤维进入胃中体积会膨胀，易令人产生饱足感，且可使食物停留在胃部时间增长，并减缓消化作用，其进入肠道中，可增加粪便量，估计1克纤维可增加粪便容积约20倍，因而能刺激大肠壁肌肉蠕动。因其具保水作用，可使粪便湿润柔软，迅速排出体外，减缓葡萄糖与胆固醇的吸收。膳食纤维还可吸附胆酸，促进胆盐排泄，纤维质可与人体内的胆酸及胆盐结合，加速将其排出体外，降低血液中胆固醇含量，并在十二指肠中延缓胆酸和脂肪的结合，干扰胆固醇被人体吸收。膳食纤维的食物来源为：木耳、仙草、新鲜蔬果、五谷类。建议每日摄取膳食纤维25 ~ 35克。

维生素 E

维生素 E 能促进胆固醇代谢，稳定血脂。维生素 E 可促进脂质分解、代谢的活性，有助于胆固醇的转运与排泄，使血脂稳定，能够净化血液，降低血液中的低密度脂蛋白的浓度，防治血管硬化，同时还能对抗脂质氧化，预防动脉硬化。维生素 E 可加强抗氧化能力，减少巨噬细胞的产生。巨噬细胞正是形成斑块、造成血管硬化和病变的元凶。

抗凝血，保护血管内皮细胞。维生素 E 具有扩张血管及抗凝血作用，可防止血液凝固，同时保护血管内皮细胞的完整性，避免游离脂肪及胆固醇在伤口沉积，同样具有预防动脉粥状硬化形成的作用。维生素 E 的主要食物来源为：未精制过的植物油、小麦胚芽、胚芽米、鲜酵母、肉、奶、蛋、绿色蔬菜、坚果、干果。成年男性每日建议摄取量为 12 毫克，成年女性为 10 毫克。

维生素 C

维生素 C 能促进胆固醇代谢，影响高密度脂蛋白含量，可将胆固醇带回胆囊转变成胆酸，经由肠道排出，从而降低总胆固醇。降低胆固醇合成的速率。高浓度的维生素 C 能抑制胆固醇合成酶的活化，干扰胆固醇合成的速率，并能加速低密度脂蛋白降解，从而降低三酰甘油的含量。维生素 C 的主要食物来源为：新鲜水果蔬菜，如鲜枣、刺梨、草莓、山楂、土豆、西红柿、荔枝、柑橘、桂圆、枸杞等。每日建议摄取量：正常人每日摄取 100 克，孕妇怀孕早期应每日摄取 100 克，

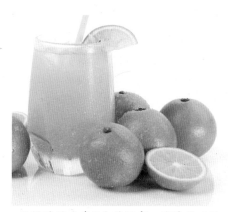
◎橙汁维生素C含量极高，能降低三酰甘油的含量

中期与晚期应每日摄取 130 克。

维生素 B₂

维生素 B₂ 素有"皮肤的维生素"之称，参与机体内三大生热营养素的代谢过程，与热能代谢直接相关，可有效促进脂肪代谢，促进细胞的新生，使皮肤黏膜及毛发健康生长，因此可解决面疱、粉刺等问题。维生素 B₂ 的食物来源主要为：绿色蔬菜、五谷杂粮、牛奶及乳制品、肝脏、坚果类、豆类、酵母、鳝鱼、麦片、蛋等。每日建议摄取量：约 1.6 毫克。

必需脂肪酸

必需脂肪酸能够防止动脉中胆固醇的沉积，辅助治疗心脏病，促进脂肪分解消耗，同时预防脂肪蓄积，减少患高血脂的概率，必需脂肪酸在目前已知的天然营养元素中降胆固醇的作用是最明显的。必需脂肪酸的主要食物来源为：坚果（巴西胡桃和腰果除外）、新鲜肉类、植物油（玉米油、橄榄油、葵花子油、大豆油、花生油）、大部分鱼类、蛋黄、奶酪、牛奶等。每日建议摄取量：在摄取的全部热量中，至少应该有 1% 的必需脂肪酸，如果摄取了大量的糖类，则需要量更多。不饱和脂肪酸能够帮助饱和脂肪酸转化，两者的适当比列是 2：1。

β－胡萝卜素

预防低密度脂蛋白氧化。β－胡萝

卜素可抑制动脉中的低密度脂蛋白受到自由基攻击，产生氧化而沉积血管，造成动脉狭窄。β-胡萝卜的高抗氧功效，可帮助血管内皮组织的修复，使脂质不易附着及渗入，避免斑块及血管病变的产生。β-胡萝卜素的主要食物来源为：红薯、香瓜、南瓜、胡萝卜、绿色蔬菜。每日建议摄取量为6毫克。

烟酸

烟酸能协助人体主要的6种激素的合成，协助神经系统运作，促进脂蛋白的代谢，减少低密度脂蛋白的同时增加高密度脂蛋白，能够降低胆固醇及三酰甘油，促进血液循环，使血压下降，保护心脑血管，同时促进消化系统的健康，减轻胃肠障碍，使人体能够充分地利用食物来增加能量。烟酸的主要食物来源为：肝脏、瘦肉、全麦食物、啤酒、干酵母、口蘑、香菇、干果、核桃、梅子、酵母、猪腰、小

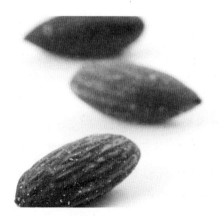

◎适量摄入烟酸，保护心脑血管

麦胚芽、鱼。每日建议摄取量 10 ~ 15 毫克。

肌醇

肌醇能够降低人体内胆固醇的含量，促进肝和其他组织中的脂肪代谢，防止脂肪在肝内积聚。适用于经常喝大量咖啡的人，也是湿疹、脂肪肝、高胆固醇患者的理想营养素。肌醇的主要食物来源为：动物肝脏、酵母、牛心、青豆、香瓜、柚子、葡萄干、小麦胚芽、花生、包菜。肌醇的日摄取量目前尚无一定标准。

钾

钾能充当神经传导物质，控制肌肉收缩，调节心跳，降低血压，预防血管受损硬化，因此可维持良好的血管环境，减少脂质附着的机会。钾的主要食物来源为：全谷类、香菇、豆类、杏仁。每日建议摄取量为2000毫克。

钙

钙能控制肌肉收缩、促进激素分泌、强化神经系统，可减少脂肪堆积。钙的主要食物来源为：豆类及豆制品，牛奶及奶制品。每日建议摄取量为1000毫克。

镁

镁能降低代谢不良引发的脂肪囤积以及代谢症候群的发生，减轻药物或环境中的有害物质对血管的伤害，提高心血管的免疫力。镁的主要食物来源为：花生、核桃仁、绿色蔬菜等。

每日建议摄取量：320 ~ 360 毫克。

锌

锌能促进骨骼生长，预防骨质疏松，稳定血糖，帮助胆固醇下降，加速伤口复原，增强免疫力，促进男性性功能。锌的主要食物来源为：五谷类、核果类、豆类、乳制品、牡蛎、肝脏、牛肉、蟹。每日建议摄取量为 12 ~ 15 毫克。

铜

铜是负责胆固醇和糖分代谢酶的重要组成，可降低血中三酰甘油及胆固醇的浓度，保持血管弹性，同时发挥抗氧化作用，避免血管破损造成胆固醇附着。铜的主要食物来源为：坚果类、豆类、五谷类、蔬菜、动物肝脏、肉类、鱼类等。每日建议摄取量为 0.9 毫克。

锰

锰对人体健康至关重要，锰是构

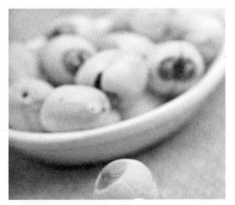

◎坚果富含锰元素，能促进脂肪及胆固醇的转化、输送及排出

成骨骼及其他结缔组织的重要物质，能活化脂肪代谢酶，促进脂肪及胆固醇的转化、输送及排出。锰的主要食物来源为：全谷食品、糙米、坚果、大豆、葵花子、莴笋、蓝莓、茶叶、土豆等。每日建议摄取量：2 ~ 3 毫克。

硒

硒的抗氧化力比维生素 E 强 50 ~ 100 倍，能够抑制血液中脂质氧化、形成沉积，使血脂代谢通畅，营造良好血脂环境，可以清除、破坏受损血管壁上已沉积的胆固醇。硒的主要食物来源为：洋葱、大蒜、柿子、南瓜、苹果醋、海鲜、动物肝脏、小麦、糙米、肾、瘦肉。每日建议摄取量：0.1 ~ 0.2 毫克。

钒

体内的钒足够时，可促进脂质代谢，抑制胆固醇合成，防止血管中胆固醇的沉积，减少胆固醇合成。钒还可以降低肝脏内磷脂和胆固醇的含量。钒的主要食物来源为：五谷类、蔬菜、鱼类、坚果、黄豆油、橄榄油。每日建议摄取量：约 0.2 毫克。

铬

铬可提高胰岛素活性，调节脂类代谢、降低总胆固醇和三酰甘油含量，减少脂质沉积，因而能减少冠心病、高脂血症及动脉硬化等问题发生。铬的食物来源为：啤酒酵母、全谷类、新鲜蔬果、鱼及甲壳类、肉类、葵花子油及乳制品。每日建议摄取量为0.03毫克。

3. 要点三：掌握合理的饮食结构

饮食要达到营养均衡的目标，就应当设计合理的饮食结构，科学摄取人体所需的营养物质。由于饮食对于高血脂患者的病情影响重大，所以在日常生活中，一定要从饮食入手来控制、辅助治疗高血脂。针对一般高血脂患者，有关专家设计出了一套合理的饮食结构，用两句话来概括，表意清楚，言简意赅，分别是"一二三四五"和"红黄绿白黑"。

其中"一"是指每日饮一袋牛奶，内含250毫克钙，补充钙和蛋白质的同时，也减少了高血脂的发病机会；"二"是指每日食用糖类250～350克，即相当于主食300～400克，其中因胖瘦而有少许量的分别，胖人可以少吃一些，瘦人可以多吃一些；"三"是指每日进食3份高蛋白质食品，每份可为瘦肉50克，或鸡蛋1个，或鸡鸭肉100克，或鱼虾100克，或豆腐100克，每日早、中、晚餐各一份；"四"是指"不甜不咸，有粗有细，三四五顿，七八成饱"，即每天可吃三顿、四顿或五顿，每顿可吃七八成饱；"五"是指每日摄取500克蔬菜和水果，一般每日吃400克蔬菜、100克水果。

"红"是指每日可饮红葡萄酒50～100毫升，有助于升高血中高密度脂蛋白，可预防动脉粥样硬化。每日还要进食1～2个西红柿，除去脂降压外，还可使男性前列腺癌的发生率减少45%；"黄"是指胡萝卜、红薯、南瓜、玉米等，每天要适量食用其中的一种；"绿"是指饮绿茶和食用深绿色蔬菜，它们所含的维生素C、茶多酚、茶碱等，有去脂降压等多种功效；"白"是指燕麦片或燕麦粉，每天可适量食用，一般每日50克用水煮5～10分钟，兑入牛奶中合用，可起降血脂的作用；"黑"是指黑木耳或香菇等，每天都要食用，每天可用黑木耳10克，或香菇100克，泡发后烹调入菜肴中食用，有助于降低血脂。

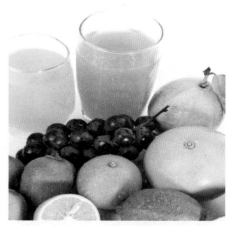

◎想要营养均衡，饮食结构需合理

4. 要点四：控制好热量的摄入

人们从饮食中获取热量来维持机体的生命活动。但是如果摄入过量的热量，剩余的热量就会储存在人体内，容易引起高血脂，甚至引发中风、心脑血管疾病、动脉粥样硬化等一系列疾病。所以，多余的热量摄入，应该能免则免。

要避免摄入多余的热量，首先要知道自身需要多少热量，某日应摄入总热量＝每日每千克体重所需热量 × 标准体重。不同的体型对于能量的需求不同，不同活动的体力消耗不同，需要的热量补充也相应不同。体型的判断可根据体重指数计算法来确定：体重指数（BMI）＝体重（千克）／身高（米）的平方，对于男性来说，BMI 在 21（含）至 24（含）之间的为适宜体重，小于 21 的为偏瘦，大于 24 而小于 28（含）的为超重，大于 28 的为肥胖；对于女性来说，BMI 在 21（含）至 23（含）之间的为适宜体重，小于 21 的为偏瘦，大于 23 而小于 27（含）的为超重，大于 27 的为肥胖。

一般来说，如办公室工作及下棋、打牌等娱乐活动属轻体力活动；周末大扫除、游泳、跳舞等娱乐活动属于中等体力活动；从事搬运、装卸工作和半个小时以上的较激烈的球类运动等属于重体力活动。知道自己的体重类型和具体某一日所进行的活动强度类型后，就可以知道自己该天每千克体重需要多少热量了，一般来说，对于超重或肥胖者，每千克体重所需热量为：卧床者 15 千卡左右，轻体力活动者 20~25 千卡，中等体力活动者 30 千卡左右，重体力活动者 35 千卡左右；对于正常者，每千克体重所需热量为：卧床者 15~20 千卡，轻体力活动者 25~30 千卡，中等体力活动者 35 千卡左右，重体力活动者 40 千卡；对于消瘦者，每千克所需热量为：卧床者 20~25 千卡，轻体力活动者 35 千卡左右，中等体力活动者 40 千卡左右，重体力活动者 45~50 千卡（1 千卡 ≈ 4.18 千焦）。

另外，避免摄入多余的热量，还可注意一些技巧。如在制作食物时，宜采用清蒸、煮、拌的烹饪方法，而不是煎、炸、烤，如鸡腿煮熟后可凉拌而不是油炸。尽量不加沙拉酱等调味料，如直接食用苹果，而不是加沙

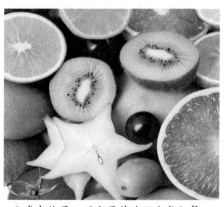

◎多余热量，用水果作为甜点或加餐，远离甜食

拉酱或蛋黄酱制成沙拉食用。用鲜榨果蔬汁代替可乐、橙汁等甜味饮料。用水果作为甜点或加餐，而不是食用糖、蛋糕等甜食。

5. 要点五: 掌握正确的外食技巧

在外就餐要掌握正确的外食技巧，选择合适的食物，搭配合理的饮食，从而避免血脂上升。防治高血脂最好的方式就是自己烹煮食物。但是由于现代社会人们工作繁忙，经常需要在外面就餐，这就需要对各种食物的热量与胆固醇有个明确的量的概念，聪明地选择热量与胆固醇相对较低的食物。

在外就餐，最容易发生的现象就是长期选择单一的食物，比如有人就图方便，在饭馆点汤面、炒饭等单一的食物，这样对于身体的健康很不利。由于人体需要的营养成分是多种多样的，而单一的谷物或者面食并不能够提供丰富的营养素，这不但会导致身体所需的蛋白质、维生素摄入不足，而且还会摄入过多的脂肪，很容易产生肥胖。所以在外就餐，一定要吃些蔬菜来补充维生素，饭后也应该吃水果、喝牛奶来补充蛋白质等营养素，达到营养均衡。

由于菜式味道重会比较香，所以很多餐馆都会选择做辛辣刺激的浓重口味菜式，但是辛辣刺激的食物不仅损害肠胃，而且很容易对于体内新陈代谢也起到阻碍作用，所以在外出就餐时应尽量选取口味较清淡的餐厅，点清淡健康的菜式，尽量选择蒸煮的菜肴，避免油炸和油煎的菜肴。可多选用鸡、鱼、面等低胆固醇食物；多吃五谷根茎类的食物；加强蔬菜、水果的摄取。少食用胆固醇含量过高的动物内脏；避免过量摄取肉类，吃瘦肉而避免吃肥肉。

为了使食物看起来更加漂亮光泽，饭馆一般会采取动物油来炒菜，但是动物油中含有大量的饱和脂肪酸，对控制血脂极为不利，所以应当尽量选择用植物油烹制的菜肴。动物的肝脏中含有大量胆固醇，常食用对病情很不利，甚至会加重病情，所以要尽量少吃动物肝脏。

有时候在外吃饭，亲朋好友相聚，

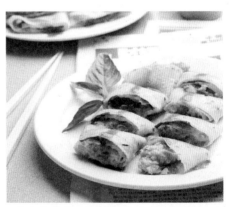

◎应营养充足，忌吃汤面、炒饭等单一的食物

免不了喝酒助兴，而高血脂患者最好能不喝酒就尽量不要喝酒，因为喝酒会使病情恶化。

在外就餐，最好选择自己清楚的食材所做的菜式，这道菜到底是用什么食材做的、这种食材对于高血脂患者而言是好是坏、用量是多少等，这些问题都要弄清楚再进食。

6. 要点六：常见并发症的饮食调理

高血脂常常并发其他疾病，所以在饮食调理上，不仅要遵从高血脂患者的饮食原则，还要兼顾其并发症的饮食原则，如肥胖症、高血压病、冠心病、糖尿病、肠胃病等。

并发肥胖症——减肥＋降脂

伴有肥胖症的高血脂患者在饮食时除了要遵从高血脂患者的饮食原则外，还要兼顾肥胖症患者的饮食原则。肥胖症饮食疗法的根本，首先要限制能量的摄取，通常要实行"饭吃八分饱"的节食方法。其次要注意糖类、脂肪、蛋白质、维生素、矿物质、纤维等的摄取分量和方法，使摄取的能量控制在 1200 ～ 1600 千卡。此外还应当尽量避免食用糕点、清凉饮料等。高血脂与肥胖症的患病机理都与体内脂肪过多有关，所以应该少吃零食，不吃夜宵，三餐不要吃得太饱，不吃油炸、油腻的食物，多吃水果与蔬菜，少吃米面等主食，多吃蛋白质含量丰富的食物。烹调食物时要减少用油量，尤其是动物性油要尽量少用，用餐顺序是先吃蔬菜，再吃主食，控制饮食，多做运动，使摄入的热量与消耗的热量能够相抵，从而减轻体重。

并发高血压病——降压、降脂双管齐下

伴有高血压的高血脂患者，在饮食中更要注意采取科学合理的方法。不仅要了解高血脂患者的饮食原则，而且要了解高血压患者的饮食原则，将两者的饮食原则相结合，制订出适合这一类患者的饮食计划。伴有高血压的高血脂患者要选择营养均衡的食材来控制总热量，在限制热量的范围内合理安排蛋白质、脂肪、糖类的比例，糖类应占到 50% 左右，脂肪占到 30% 左右，蛋白质占到 20% 左右。食物的烹调方法应尽量选择凉拌、蒸、煮等

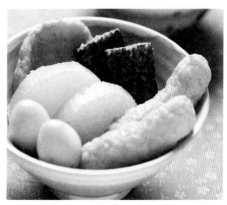
◎补充钙和微量元素，减少对脂肪和胆固醇的摄入

比较清淡的烹饪方法。尽量限制对食盐的摄入量，轻度的高血压患者每日可摄取 2～5 克食盐，中度高血压患者每日可摄取 1～2 克食盐，重度高血压患者应适度采取无盐膳食。多补充钙和微量元素，减少对脂肪和胆固醇的摄入。

并发冠心病——降脂＋保护心血管

并发有冠心病的高血脂患者在饮食上应该兼顾冠心病患者的饮食原则。控制总热量，维持热能平衡，防止肥胖，使体重达到并维持在理想范围内。控制体重是防治冠心病的饮食环节之一。饱和脂肪酸和胆固醇摄入过量，是导致高血脂的主要因素，高血脂又是冠心病的主要诱因之一。故应控制脂肪摄入，使脂肪摄入总量占总热量 20%～25%，其中动物脂肪以不超过 1/3 为宜，胆固醇摄入量应控制在每日 300 毫克以下。蛋白质的质和量适宜。应适当增加植物蛋白，尤其是大豆蛋白的摄取。采用复合糖类，控制单糖和双糖的摄入。糖类主要来源应以米、面、杂粮等含淀粉类食物为主；应尽量少吃纯糖食物及其制品，多吃蔬菜、水果。蔬菜、水果是维生素、钙、钾、镁、纤维素和果胶的丰富来源。少食多餐，避免吃得过多、过饱，不吃过油腻和过咸的食物，每日食盐摄入应控制在 3～5 克。忌吸烟、酗酒、饮浓茶及用一切辛辣调味品。

并发糖尿病——控糖控脂是关键

众所周知，糖尿病患者的饮食要很讲究，而并发糖尿病的高血脂患者饮食更加要讲究。只有将两者的饮食宜忌结合起来，才能够达到更好的效果。糖尿病患者在饮食中有很多问题都需要注意，而伴有糖尿病的高血压患者在饮食过程中更应该多注意，要将高血脂患者的饮食原则与糖尿病患者的饮食原则结合起来，设计出适合这类患者的饮食方案。也就是说高血脂病人在同时患有糖尿病时，应该谨慎对待饮食，禁止进食糖分高的食物，选择正确合理的食谱与膳食方案。先根据病情轻重与体力活动计算出每日需要消耗的总能量，尽量少食用含高脂肪、高胆固醇、高糖的食物，尤其是含糖分高的食物要少进食或者直接禁食。用植物油代替动物油，多吃新鲜蔬菜与瓜果，多补充身体所需的膳

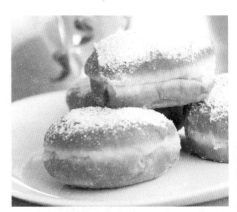

◎并发糖尿病的患者禁止进食糖分高的食物

食纤维与维生素。其次，要遵循早餐吃好，午餐吃饱，晚餐吃少，粗细粮搭配，肉蛋奶适量，蔬菜餐餐有，每顿八分饱，下顿不饥饿等简单基本的饮食原则。

并发肠胃病——降脂＋保护肠胃

并发肠胃病的高血脂患者在饮食方面更要遵循合理的饮食原则，首先是营养摄入必须均衡，食物按照所含有的营养成分分为四种，分别是：①乳、乳制品、蛋；②肉、鱼、豆、豆制品；③蔬菜、水果；④粮食类、油脂、糖。一个人一天内必须摄取1600卡的热量，也就是说在①类中取240卡，②类中取240卡，③类中取240卡，④类中取880卡就可以了。其次要进食容易消化的食物，容易消化的食物就是指那些只通过胃黏膜就能被消化吸收，并且还不刺激胃黏膜的食物。肠胃状况不好时，应尽量食用一些能减少肠胃负担，即易消化的食物。易消化的食物不仅是柔软的，还要在调制时充分考虑到食物的营养，这才适合肠胃病患者的食疗要求。所以在烹制的时候要注意，原料要切成适合病人吞咽的大小块状，食物的味道要尽量淡，要选择符合食品特点的制作方法。最后吃饭宜八分饱且要细嚼慢咽，如果吃的是易消化的食物就要少食多餐，每餐只吃八分饱，而且要细嚼慢咽。因为食物入口便开始消化，只有用牙齿好好咀嚼食物并且让其和唾液混在一起，唾液中的消化酶才能够产生作用，分解食物从而减轻肠胃的负担，这样更有利于肠胃的消化和对营养的吸收。

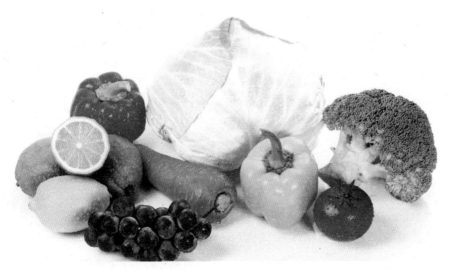

◎进食容易消化的食物，保护肠胃黏膜，减少肠胃负担

三、辨清饮食宜忌，助你吃出健康

对于高血脂患者来说，要掌握并且牢记日常生活中的饮食宜与忌是最重要的。

1. 五种健康的烹调方法

在烹调时，应尽量设法保存食物中原有的营养素，避免其被破坏。高血脂患者掌握正确的烹调方法应该从以下五个方面入手。①煮：一般用于体积较小容易熟的食材，将食物放入锅里，用大火先煮开再转为小火，食物的营养物质与有效成分能够很好地保留在汤汁中，味道清淡鲜美；②蒸：将食物包好材料后隔水蒸熟，可以加些汤汁在食物中，也可以不加，因人而异。蒸出的东西原汁原味，是保健食疗里最常用的一种方法；③凉拌：凉拌是生食或近于生食的一种方法。一般将食物洗净切出形状，用开水烫过后调味。口感鲜嫩爽口，清香生脆；④炖：锅里放入适量的清水，将食物洗净切块与调料一起倒入锅中，大火烧开转小火炖到食物熟烂，炖出的食物原汁原味，质地熟软；⑤熬：熬是在煮的基础上将食物烧成汤汁，比炖的时间还要长，适合老年人、身体衰弱的人食用。

2. 日均蔬菜摄入量

蔬菜中含有大量的矿物质如钙、磷、钾、镁和微量元素如铁、铜、碘、铝、锌、氟，并且以绿叶蔬菜含量最为丰富。而钙在苋菜、荠菜和金针菜中含量很高。蔬菜中的钾、镁含量也很丰富，其中不少比水果中的含量还要高。如果每天能吃350克以上的蔬菜，那么其中的钾、镁等多种元素基本上可以满足人体的需要。蔬菜富含维生素 C 和胡萝卜素，维生素 C 能够降低胆固醇、保护动脉壁。由于高血脂患者常常要求忌食动物性食物而导致维

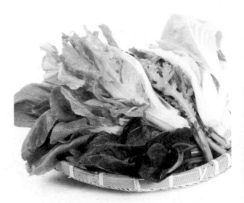

◎蔬菜中的胡萝卜素可以补充维生素 A，应多食

生素 A 的缺失，而蔬菜中的胡萝卜素则可以补充维生素 A。蔬菜中的纤维素能够增加饱腹感，起到较好的节食减肥作用，同时能够推动粪便和肠内积物蠕动，增加肠液以泄积通便，清洁肠道，促进脂质代谢，从而起到降压降脂作用。所以高血脂患者应该在饮食中安排食用大量的绿色蔬菜，来降低胆固醇与血脂。

3. 日均水果摄取热量标准

　　水果富含维生素 C，并且含有丰富的可降低胆固醇的成分，但是，高血脂患者吃水果应注意控制摄入量。这是因为，水果富含果糖，果糖属于极容易被小肠吸收的单糖，单糖可转变成三酰甘油蓄积。另一方面，血糖值的升高也会促进胰岛素的分泌。所以，过量进食水果，不仅会增加三酰甘油，还会使胆固醇增多。日本动脉硬化学会在《动脉硬化性疾患诊疗标准 2002 年版》中指出，水果的摄取热量为日均 80 ～ 100 千卡最理想。参考标准：苹果大半个（约 150 克）：81 千卡；香蕉中等大小 1 根（约 100 克）：86 千卡；猕猴桃 2 个（约 170 克）：90 千卡；草莓 10 颗（较大的，约 250 克）：85 千卡。

4. 适量食用海鲜对身体有益

　　很多人认为海鲜胆固醇含量高，

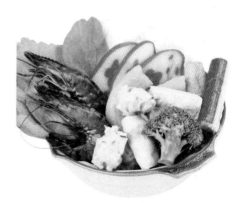

◎适量地吃一些虾贝类海鲜有利于身体健康

所以不敢吃海鲜，其实这种想法并不正确，食物胆固醇高并不意味着一定会引发血中胆固醇升高。专业营养师在分析食物对人体胆固醇的影响时，并不只是单纯地考虑胆固醇的含量，而是将食物中胆固醇与饱和脂肪一起来考查。而虾贝等海鲜的胆固醇含量虽然高，可是饱和脂肪酸的含量很低，而其余的大部分不饱和脂肪酸有利于心血管保持健康，也就是说，适量地吃一些虾贝类海鲜反而有利于身体健康。

5. 进食植物油可以预防心血管疾病

　　动物油中含有大量的饱和脂肪酸和胆固醇，而植物油中含有大量能够降低胆固醇含量的不饱和脂肪酸。我们日常生活中所使用的烹调油主要是动物油与植物油。经常会听到这样的说法，少吃猪油多吃豆油可以预防高血脂与冠心病。其主要原因就是动物油中含有大量的饱和脂肪酸和胆固醇，植物油中含有大量的不饱和脂肪酸，其中油酸与亚油酸的含量达到了70%以上，甚至大豆油、菜子油、芝麻油和向日葵油含有的不饱和脂肪酸在80%以上。油酸与亚油酸等不饱和脂肪酸能够降低胆固醇的含量，多进食动物油就会摄入过多的饱和脂肪酸与胆固醇，使得血液中的脂肪与胆固醇水平升高，而进食植物油则可以预防高血脂与冠心病的发生。

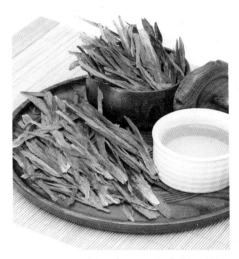

◎老年心血管病人应少喝含茶多酚量高的食物

6. 借助饮茶降血脂

茶叶中含有茶碱和鞣质，不仅有兴奋神经、利尿、清暑等功能，同时能够有效地调节脂代谢紊乱，有去脂去腻、消食减肥的功效；所含儿茶素、茶多酚、维生素C及维生素P，有增加血管弹性、防止脂质沉积的作用。饮茶还能够降血脂。茶叶品种繁多，加工方式多样。其中，绿茶是未经发酵的茶，所含各种营养素比经发酵加工的红茶多，在调节血脂代谢、防止动脉粥样硬化方面的作用也被认为优于红茶。在各类茶叶中，以云南普洱茶降脂效果最佳。法国国立健康和医学研究所的研究证明，高脂血症病人饮用普洱茶2个月可使血脂下降22%。并且证明普洱茶质地纯净，不

含有害物质，既是日常饮料，又有较高的药用价值，符合法国药典要求，因而普洱茶在法国药房也有售。

7. 和胆固醇过高的食物说"不"

胆固醇过高的人，并不是想吃什么就能够吃什么的，而应该根据自己的病情来选择适宜的食材，在选择食物时一定要保持"四低一高"的原则，即低热量、低脂肪、低胆固醇、低糖及高纤维。人体内胆固醇的来源有两种，一种是在肝脏合成的胆固醇，另一种就是从食物中摄取的胆固醇。要维持体内胆固醇的代谢平衡，首先要适当地控制饮食，选择低热量、低脂肪、低胆固醇的食物，这在

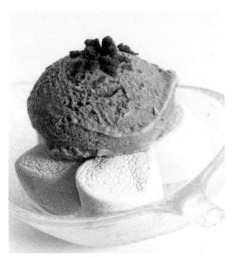

◎老年心血管病人应少吃糖类含量高的食物

很大程度上减少了饮食中胆固醇的摄入。而选择高纤维的食物，是因为纤维素可以刺激胆汁的排出，加强胆固醇的代谢，将体内胆固醇排出体外。

8. 遇上甜食要管住嘴

糖虽然是人体不可缺少的营养素，但也不可以多吃，尤其是心血管病人或老年人要严格控制糖分的摄入，少食甜食。众所周知，糖、脂肪和蛋白质是人体不可缺少的三大营养素，人体所需热量的50%以上是由糖类提供的。我们平日里食用的米面等食物含有大量的淀粉，而淀粉经消化以后即可转化为人体需要的葡萄糖，所以通过正常饮食摄入的糖类已足够人体代谢的需要，如果过量地摄入糖会在体内转化成过剩的脂类，造成体脂过多和血脂升高，并进一步引起动脉粥样硬化、冠心病及脑血栓等。对于老年人而言，过量的糖容易引发老年人的骨质疏松，而且老年人的胰腺功能降低，糖过量就会使血糖升高，容易诱发糖尿病甚至加重脂肪代谢紊乱和动脉粥样硬化，因此老年人要严格控制糖分的摄入，少食甜食。

9. 避免饮食过量有妙方

高血脂患者在日常饮食中，应当注意避免饮食过量，而避免饮食过量可以从以下几个方面做起：①要坚定战胜高血脂的信心：食疗的关键就是患者要有信心，要相信能够通过饮食来控制并减轻病情，要相信自己能够做到自主控制饮食；②坚持写饮食日记，将吃饭的时间、吃饭的地点、饭菜的内容（数量与种类）、烹饪方式都记下来，这样可使自己的饮食行为变得有意识，而且也便于重新评价和改进自己的饮食行为；③善于婉拒宴会和劝食行为，出席宴会和聚会之前可以随便吃点东西，或是吃些低能量的食物填饱肚子，入席以后即使别人劝吃劝喝，也要学会婉言相拒；④一日三餐，细嚼慢咽，不要在吃饭时三心二意，并且吃饭要细嚼慢咽，慢慢品味，同时也给肠胃消化留够时间。

10. 饮食不宜过咸

咸味是绝大多数复合味的基础，有"百味之王"之说。不仅一般的菜品离不开咸味，就是酸辣味、糖醋味等也要加入适量的咸味，才能够使其滋味浓郁、适口。食盐是咸味之首，可以增味、解腻、杀菌、防腐，每天必须摄入一定的盐来保持新陈代谢。但是盐分除了让人开胃外，还会因为钠离子锁住体内水分而导致水肿和体重增加。高血脂患者每天不宜进食过多食盐，应以小于5克为宜。

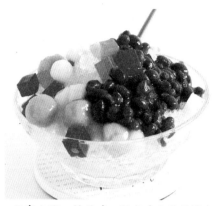

◎高血脂、糖尿病、肝炎病人要尽量少吃糖

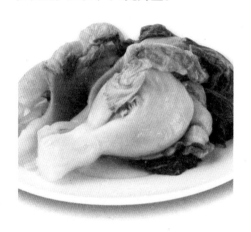

◎高血脂、糖尿病、高血压病人要尽量少吃太咸的食物

11. 饮食不宜过甜

在中餐烹饪中，南方运用甜味较多，其在烹饪中可单独用于调制甜味食品中，也可参与调制多味复合食品，使食品甘美可口，还可以去苦、腥等味，并有一定的解腻作用。食用糖也是我们常见、常用的调味品，具有使菜肴甜美、提高营养成分、加热后呈金黄色或棕黄色等作用，运动中需要补充适量的糖分，以供给身体能量，减少肌糖原的损耗，减少蛋白质和脂肪酸供能比例，延缓疲劳发生。砂糖水还可以刺激肠胃，帮助消化。过量摄入糖分会导致龋齿，并引发肥胖、高血脂、糖尿病、动脉粥样硬化、心肌梗死，甚至会加重乳腺癌等癌症病情。高血脂、糖尿病、肝炎病人要尽量少吃糖。

12. 饮食不可过于追求鲜味

鲜味是人们中努力追求的一种美味，它很可口，能够使人产生一种舒服愉快的感觉，它主要来源于氨基酸、核苷酸和琥珀酸。高血脂患者为了控制摄入过多食物，抑制食欲，应当少食过鲜的食物。例如鸡精，鸡精内所含核苷酸的代谢成分是尿酸，所以对于伴有痛风症状的高血脂患者应当少用。

13. 远离动物肝脏

研究表明，动物肝脏内含有比较丰富的营养素，比如蛋白质、维生素和微量元素，而且动物肝脏烹调后味道极佳，所以成为很多人的膳食最爱，例如葱爆腰花、醋熘肥肠等，但是动物肝脏中含有大量的脂肪和胆固醇，对于高血脂病人来说多食动物肝脏是很不可取的。因此，为了身体健康与疾病的防治，高血脂病人不宜进食动物肝脏。

14. 远离植物性奶油

奶油的口感香甜浓郁，是很多人尤其是女孩子的最爱，可是高血脂患者并不适宜多吃奶油，因为奶油中含有大量饱和脂肪和胆固醇，被公认为是"心血管的大敌"。由于奶油好

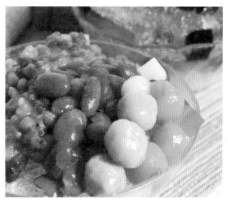

◎动物性奶油不宜多吃，而植物性奶油更不宜多吃

吃却不能多吃，所以人们发明了植物性奶油，少了很多饱和脂肪酸，可是植物奶油一定比动物奶油健康吗？植物脂肪中由于本身并不含有饱和脂肪酸，而为了追求口感，在制作过程中加入了氢分子来提高油脂的硬度与口感，这样原本缺少饱和脂肪酸的植物奶油却具有了"反式脂肪"，这种人造脂肪破坏了人体原来所具有的脂质代谢机制，所造成的心血管疾病的风险比动物性脂肪更大，所以说，动物性奶油不宜多吃，而植物性奶油更不宜多吃。

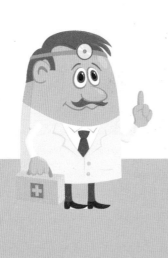
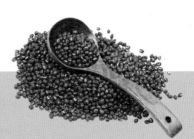
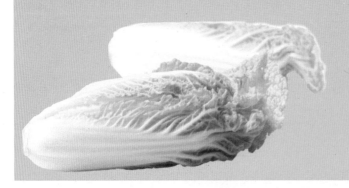

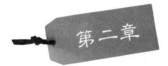

降脂食材有学问

食物为什么能用于治病呢？主要是因为它具有和药物一样的性能，这就是我们所说的"性""味""归经"等。

"性"指的是食物具有的寒、热、温、凉。寒性或凉性的食物具有清热解毒、泻火、滋阴的功效，如梨、西瓜、绿豆等；热性和温性的食物具有温中、补虚、祛寒的功效，如羊肉、红枣等。

"味"指的是食物具有辛、甘、酸、苦、咸五味。辛味食物如姜、葱等，有行气活血、宣肺润燥的作用；甘味食物如蜂蜜、糯米等，有补益和中、缓急、补虚损的作用。

"归经"指的是食物对于机体的某一部分具有的选择性作用，如白菜归肠、胃经，其具有通利肠胃、清热解毒、利尿养胃的功效。

本章所列出的38种食物均适合高血脂患者食用，不仅对每一种食材详解其食疗作用、搭配宜忌等基本信息，更列出每种食材的营养元素含量数值。

玉米

【别名】苞谷、包谷、珍珠米

【性味归经】性平，味甘，归脾、肺经

玉米含丰富的粗纤维、钙、镁、硒等物质以及卵磷脂、维生素 E、亚油酸等，这些都具有降低血清胆固醇的作用，可预防高血压和冠心病，减轻动脉硬化和脑功能衰退症状。

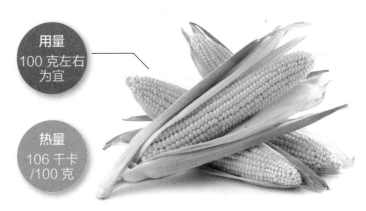

用量
100 克左右
为宜

热量
106 千卡
/100 克

选 购 保 存

选购以整齐、饱满、无缝隙、色泽金黄、无霉变、表面光亮者为佳。保存时宜去除外皮和毛须，洗净擦干后用保鲜膜包裹置冰箱中冷藏。

食 用 建 议

水肿、脚气病、小便不利、腹泻、动脉粥样硬化、冠心病、习惯性流产、不育症等患者可常食玉米。遗尿患者忌吃玉米。玉米发霉后能产生致癌物质，所以发霉的玉米绝对不能食用。

食疗作用

玉米具有开胃益智、宁心活血、调理中气等功效，可延缓人体衰老、增强记忆力，而玉米须具有利尿降脂、止血止泻、助消化的作用。

搭配宜忌

宜　玉米 + 木瓜 ➤ 可预防冠心病和糖尿病
　　玉米 + 鸡蛋 ➤ 可防止胆固醇过高

忌　玉米 + 田螺 ➤ 会引起中毒
　　玉米 + 红薯 ➤ 会造成腹胀

西芹拌玉米

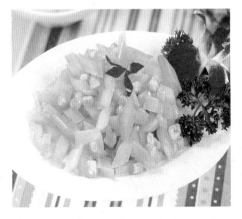

【调理功效】 本品能降低血清胆固醇，预防高血脂、高血压、冠心病等作用，常食对高血脂、高血压等患者都有好处。

【材料】 西芹 350 克，玉米 200 克，香油 20 克，盐 4 克，鸡精 2 克

【做法】

① 将西芹洗净，切成小块；玉米洗净，备用。

② 将西芹和玉米入沸水锅中焯水，捞出沥干，装盘。

③ 再加入香油、盐和鸡精，搅拌至均匀即可。

玉米排骨汤

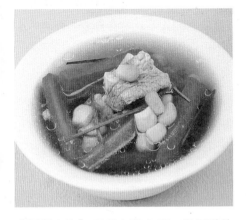

【调理功效】 玉米有降血脂、胆固醇的功效。胡萝卜含有胡萝卜素、琥珀酸钾等成分，有降低血压、血脂的功能。

【材料】 玉米棒 250 克，猪排骨 200 克，胡萝卜 30 克，盐 6 克，姜片 4 克，清汤适量

【做法】

① 将玉米棒洗净切条；猪排骨洗净斩块、焯水；胡萝卜去皮洗净切成粗条。

② 净锅上火倒入清汤，入姜片，下入玉米棒、猪排骨、胡萝卜煲至熟。

③ 加入盐调味即可食用。

荞麦

【别名】苦荞麦、金荞麦

【性味归经】性寒，味甘、平，归脾、胃、大肠经

荞麦中含有的烟酸成分，有降低血液胆固醇，调节血脂，扩张小血管、冠状动脉并增加其血流量的作用。

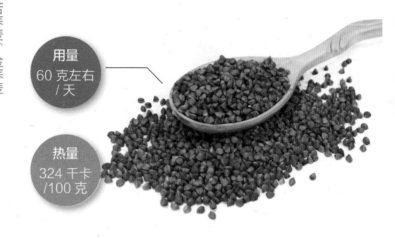

用量
60 克左右
/ 天

热量
324 千卡
/100 克

选 购 保 存

选购时应注意挑选大小均匀、子实饱满、有光泽的荞麦粒。应在常温、干燥、通风的环境中储存。

食 用 建 议

食欲不振、饮食不香、肠胃积滞、慢性泄泻、黄汗、夏季痧症、高血脂、高血压、糖尿病等病症患者可经常食用荞麦。体虚气弱、脾胃虚寒者及体质敏感的人不宜常食荞麦。荞麦一次不可食用过多，否则难以消化。

食疗作用

荞麦有健胃、消积、止汗的功效，对胃痛胃胀、食欲不振等病症有较好的食疗作用，还能促进葡萄糖代谢，可预防糖尿病。荞麦秧和叶中含大量芦丁，经常煮水服用可预防高血压引起的脑溢血。此外，荞麦所含的纤维素可使人大便恢复正常，并预防各种癌症。

搭配宜忌

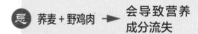

宜　荞麦 + 韭菜 → 可降低血糖
　　荞麦 + 瘦肉 → 止咳、平喘

忌　荞麦 + 野鸡肉 → 会导致营养成分流失

肉末黄瓜拌荞麦面

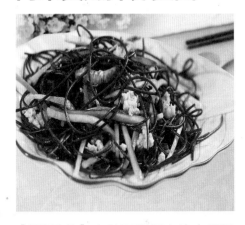

【材料】瘦肉 200 克，黄瓜 100 克，荞麦面 150 克，红椒 1 个，盐 3 克，味精 2 克，香麻油 5 克

【做法】

① 黄瓜洗净切成丝；瘦肉洗净切丝，入沸水中焯熟；红椒洗净切丝。

② 锅中加入水烧开，下入荞麦面，煮熟后捞出。

③ 将荞麦面、瘦肉丝、黄瓜丝、红椒丝和盐、味精、香麻油一起拌匀即可。

【调理功效】本品可降低血液中胆固醇、三酰甘油的含量，扩张冠状动脉的功效，常吃能有效预防高血脂、冠心病。

牛奶煮荞麦

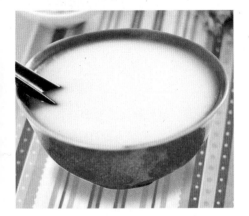

【材料】鸡蛋 2 个，荞麦 200 克，牛奶适量，白糖适量

【做法】

① 将荞麦放入锅中炒香后盛出，再放入搅拌机中打成碎末。

② 将鸡蛋打入杯中，冲入开水。

③ 把用开水冲好的鸡蛋倒入牛奶中，倒入荞麦粉、白糖煮至入味即可。

【调理功效】荞麦与鸡蛋、牛奶同食，可益气补虚、补脑安神，适合体质虚弱的老年性高血脂、高血压患者食用。

红豆

【别名】海红豆、大红扁豆、相思豆

【性味归经】性平，味甘、酸，归心、小肠经

红豆含有丰富的膳食纤维、维生素E、锌、钾、镁等活性成分，能降低血糖和血脂，且红豆中所含的热量偏低，是糖尿病和高脂血症患者的理想食物。

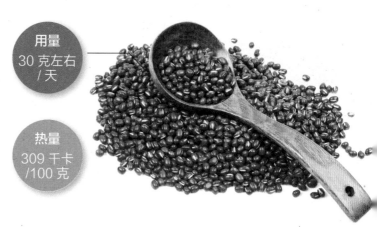

用量
30 克左右
/ 天

热量
309 千卡
/100 克

选 购 保 存

以豆粒完整、大小均匀、颜色深红、紧实薄皮的红豆为佳。将拣去杂物的红豆摊开晒，装入塑料袋，再放入一些剪碎的干辣椒，扎紧袋口，存放于干燥处保存。

食 用 建 议

红豆用于治疗面部长黑斑以及长痤疮者。酒渣鼻，头面游风者，还有花斑癣的患者常食红豆能得到很好的改善。红豆有利尿的作用，所以尿频的人不宜多食。

| 食疗作用 | 红豆有止泻、消肿、通乳、健脾养胃、清热利尿、抗菌消炎、解除毒素等功效，还能增进食欲，促进胃肠消化吸收，对湿热泄泻、水肿、乳汁不通、热淋等症有较好的食疗作用。 |

搭配宜忌

宜
红豆 + 南瓜 ➡ 可润肤、止咳、减肥
红豆 + 鸡肉 ➡ 可补肾滋阴

忌
红豆 + 羊肚 ➡ 可致水肿、腹泻
红豆 + 盐 ➡ 会使药效减半

南瓜红豆炒百合

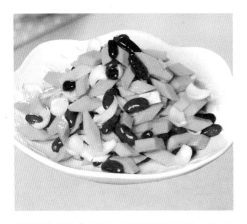

【调理功效】 常食本品可降血脂、养心安神，可预防高脂血症、高血压、糖尿病以及烦躁易怒、失眠多梦等症。

【材料】 南瓜 200 克，红豆、百合各 150 克，盐 3 克，鸡精 2 克，白糖、食用油各适量

【做法】

① 南瓜去皮去子，洗净切菱形块。

② 红豆泡发洗净；百合洗净备用。

③ 锅置火上，入油烧热，放入南瓜、红豆、百合一起炒至八成熟，加入适量盐、鸡精、白糖调味，然后炒至熟，装盘即可食用。

红豆玉米葡萄干

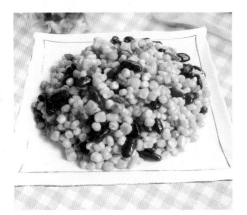

【调理功效】 本品具有清热利尿、降脂、美容养颜的功效，适合高脂血症、高血压、贫血、尿道感染等患者食用。

【材料】 红豆 100 克，玉米 200 克，豌豆 50 克，葡萄干 30 克，盐 3 克，白糖、食用油各适量

【做法】

① 红豆泡发洗净。

② 玉米、豌豆均洗净备用。

③ 锅下油烧热，放入红豆、玉米、豌豆一起炒至五成熟，放入葡萄干，加盐、白糖调味，炒熟即可装盘。

黄豆

【别名】大豆、黄大豆

【性味归经】性平，味甘，入脾、大肠经

黄豆具有健脾、益气、宽中、润燥、补血、降低胆固醇、利水、抗癌的功效。其含有的特殊成分异黄酮能降低血压和胆固醇，可预防高血压及血管硬化。

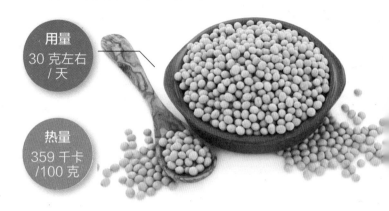

用量
30 克左右
/ 天

热量
359 千卡
/100 克

选 购 保 存

颗粒饱满、大小颜色一致、无杂色、无霉烂、无虫蛀、无破皮的是好黄豆。将黄豆晒干，再用塑料袋装起来，放在阴凉干燥处保存。

食 用 建 议

动脉硬化、高血压、冠心病、高血脂、糖尿病、癌症等病患者可经常食用黄豆。患有肝病、肾病、痛风、消化功能不良、胃脘胀痛、腹胀等慢性疾病的人应尽量少食黄豆。

食疗作用

黄豆含有抑胰酶，对糖尿病患者有益。黄豆中的各种矿物质对缺铁性贫血有益，而且能促进酶的催化、激素分泌和新陈代谢。

搭配宜忌

宜

黄豆 + 猪蹄 → 补充胶原蛋白
黄豆 + 红枣 → 有补血降血脂的功效

忌

黄豆 + 虾皮 → 会影响钙的消化吸收
黄豆 + 核桃 → 可导致腹胀

泡嫩黄豆

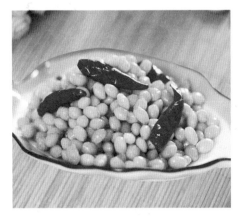

【调理功效】 黄豆能降低血压和胆固醇，而少量白酒和醪糟具有软化血管、降低血压，预防动脉硬化的作用。

【材料】 黄豆 1000 克，干红辣椒 100 克，盐水 6000 毫升，片糖 100 克，白酒 25 毫升，醪糟 50 克，盐 300 克，食用碱 25 克，香料包 1 个（花椒、八角、小茴香、桂皮各 10 克）

【做法】

① 黄豆洗净，放入含有碱的开水锅中烫至不能再发芽，捞起，用沸水漂洗后凉凉，用清水泡 4 天取出，沥干水分。

② 盐水、片糖、干红辣椒、白酒、醪糟汁和盐放入坛中，搅拌至溶化。

③ 放入黄豆及香料包，盖上坛盖，泡制 1 个月左右即成。

菜心炒黄豆

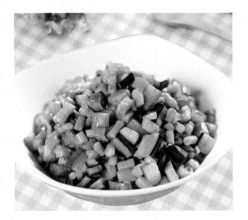

【调理功效】 此菜中胆固醇含量极低，还能健脾益胃、清热化湿，实为高血脂、高胆固醇及动脉硬化患者的食疗佳肴。

【材料】 菜心 300 克，黄豆 200 克，盐 4 克，鸡精 1 克，食用油适量

【做法】

① 将菜心洗净沥干水分，切碎；黄豆洗净，入沸水锅中焯水至八成熟，捞起，待用。

② 炒锅注油烧热，放入黄豆快速翻炒，加入菜心一起炒匀，至熟。

③ 加入少许盐和鸡精调味，装盘。

豆腐

【别名】水豆腐、老豆腐

【性味归经】性凉，味甘；归脾、胃、大肠经

豆腐中丰富的大豆卵磷脂有益于神经、血管、大脑的生长发育，在健脑的同时，所含的豆固醇还抑制了胆固醇的摄入。

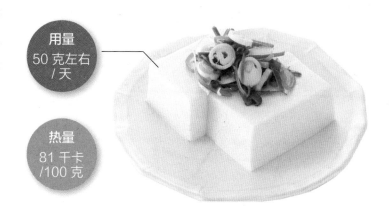

用量
50 克左右
/ 天

热量
81 千卡
/100 克

选 购 保 存

豆腐本身的颜色略带点黄色，优质豆腐切面比较整齐，无杂质，豆腐本身有弹性。豆腐买回后，应立刻浸泡于清凉水中，并置于冰箱中冷藏，待烹调前再取出。

食 用 建 议

心血管疾病、糖尿病患者、癌症患者均可食用豆腐。痛风者、缺铁性贫血患者以及腹泻患者不宜食用豆腐。豆腐宜与其他的肉类、蛋类食物一起搭配食用，可补充豆腐中缺少的蛋氨酸，提高豆腐中蛋白质营养的利用率。

| 食疗作用 | 豆腐能益气宽中、生津润燥、清热解毒、和脾胃、抗癌，还可以降低血铅浓度、保护肝脏、促进机体代谢。此外，豆腐中还含有植物雌激素，能保护血管内皮细胞免受氧化破坏，可预防骨质疏松、乳腺癌和前列腺癌的发生。 |

搭配宜忌

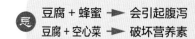

宜
豆腐 + 鱼 → 有补钙的功效
豆腐 + 鲜菇 → 可降血脂、降血压

忌
豆腐 + 蜂蜜 → 会引起腹泻
豆腐 + 空心菜 → 破坏营养素

海带豆腐

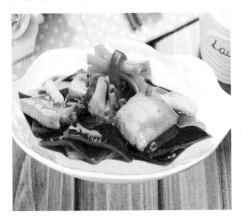

【材料】豆腐 300 克，海带 100 克，盐、葱花、姜末、红辣椒丁、高汤、食用油各适量

【做法】

① 海带用温水泡好后洗净，切成菱形片；豆腐洗净，切片，放入沸水锅中焯一下，捞出沥干水分。

② 油锅上火烧热，下葱花和姜末爆香，倒入高汤，烧开后放入海带略煮一会，再放入豆腐，盖上锅盖，用小火炖约 30 分钟。

③ 放入红辣椒丁、盐，炒匀即可。

【调理功效】本品是低脂肪食物，能有效降血脂、血压和胆固醇，还适合甲状腺肿大等患者食用。

土家豆腐钵

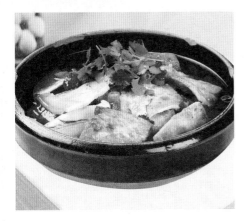

【材料】豆腐 200 克，洋葱 15 克，盐 3 克，高汤 300 克，青、红辣椒 10 克，辣椒油、胡椒粉、香菜、食用油各适量

【做法】

① 豆腐过滚水后切薄片；青红辣椒切小段；洋葱切块。

② 锅放多些油，将豆腐煎至两面金黄；放入洋葱，加辣椒油、盐炒匀；倒入高汤烧 3 分钟；放入胡椒粉拌匀出锅。

③ 撒上红辣椒、香菜即可。

【调理功效】本品对降低血压和血脂有很大的帮助，有效降低血脂和血压。

西红柿

【别名】番茄、番李子、洋柿子

【性味归经】性凉，味甘、酸，归肺、肝、胃经

西红柿中的番茄红素是一种脂溶性生物类黄酮，具有类似胡萝卜素的强力抗氧化作用，可清除自由基，防止低密度脂蛋白受到氧化，还能降低血浆胆固醇浓度。

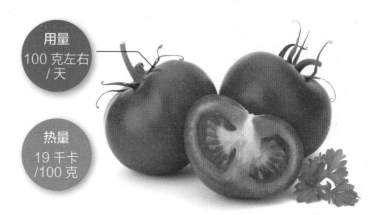

用量
100 克左右
/天

热量
19 千卡
/100 克

选 购 保 存

选购西红柿以个大、饱满、色红成熟、紧实者为佳，常温下置通风处能保存3天左右，放入冰箱冷藏可保存5~7天。

食 用 建 议

热性病发热、口渴、食欲不振、习惯性牙龈出血、贫血、头晕、心悸、高血压、急慢性肝炎、急慢性肾炎、夜盲症和近视眼者可经常食用西红柿；但急性肠炎、细菌性痢疾患者及溃疡活动期病人不宜食用。

食疗作用	西红柿具有止血、降脂、利尿、健胃消食、生津止渴、清热解毒、凉血平肝的功效，可以预防宫颈癌、膀胱癌、胰腺癌等，另外，西红柿还能美容和治愈口疮。

搭配宜忌

宜
西红柿 + 芹菜 ➡ 可降脂、健胃消食
西红柿 + 蜂蜜 ➡ 可补血养颜

忌
西红柿 + 红薯 ➡ 会引起呕吐
西红柿 + 虾 ➡ 会产生剧毒

西红柿炒口蘑

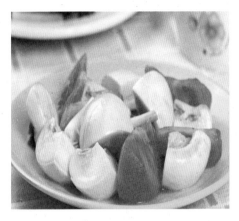

【调理功效】 本品中西红柿和口蘑均有降低血液中胆固醇、软化血管的功效，可以有效地预防高胆固醇和高脂血症。

【材料】 口蘑300克，西红柿2个，料酒、水淀粉各5毫升，盐3克，葱段、高汤、香油、食用油各适量

【做法】

① 西红柿表面划十字花刀，放入沸水中略焯，捞出撕去外皮，切块；口蘑洗净，切好，放入沸水中焯水，沥干水。

② 炒锅置火上，加油烧热，放入口蘑炒匀，加盐、料酒、高汤翻炒片刻，放入西红柿块，炒至西红柿汁浓时，用水淀粉勾薄芡，撒入葱段，淋上香油即可。

洋葱炒西红柿

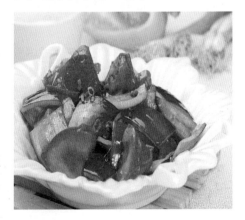

【调理功效】 本品中洋葱具有降低血脂和血压的作用，西红柿具有降低血液中胆固醇、保护心脑血管的作用。

【材料】 洋葱100克，西红柿200克，番茄酱、盐、醋、白糖、水淀粉、食用油各适量

【做法】

① 洋葱、西红柿分别洗净，切块。

② 锅加油烧热，放入洋葱、西红柿炸一下，捞出控油。留底油，放入番茄酱，翻炒变色后加水、盐、白糖、醋调成汤汁，待汤开后放入炸好的洋葱、西红柿，翻炒片刻，用水淀粉勾芡即可。

苦瓜

【别名】凉瓜、癞瓜

【性味归经】性寒、味苦，归心、肝、脾、胃经

苦瓜中维生素 C 的含量在瓜类中首屈一指，可减少低密度脂蛋白及三酰甘油含量，增加高密度脂蛋白含量。

用量
80 克左右
/ 天

热量
19 千卡
/100 克

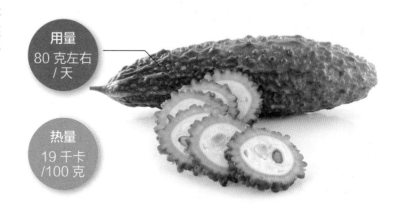

选 购 保 存

苦瓜身上一粒一粒的果瘤，是判断苦瓜好坏的特征。颗粒越大越饱满，表示瓜肉也越厚。苦瓜不耐保存，即使在冰箱中存放也不宜超过 2 天。

食 用 建 议

苦瓜营养丰富，一般人均可食用，特别适合糖尿病、高血压、癌症及得痱子患者食用。脾胃虚寒者不宜生食，食之容易引起吐泻腹痛，孕妇不宜多食苦瓜。

食疗作用

苦瓜具有清暑除烦、解毒、明目、降低血糖、补肾健脾、益气壮阳、提高机体免疫能力的功效，对治疗痢疾、疮肿、热病烦渴、痱子过多、眼结膜炎、小便短赤等病有一定的疗效。

搭配宜忌

宜
苦瓜 + 猪肝 ➡ 可清热解毒、补肝明目
苦瓜 + 洋葱 ➡ 可降低血压

忌
苦瓜 + 排骨 ➡ 会阻碍钙的吸收
苦瓜 + 豆腐 ➡ 容易引起结石

豉汁苦瓜

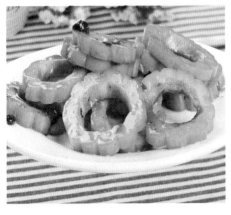

【调理功效】本品有保持血管弹性、降低血液中胆固醇的浓度的作用，对于高血压、动脉硬化等具有食疗作用。

【材料】苦瓜 500 克，豆豉 20 克，蒜泥、白糖、酱油、盐、鸡精、水淀粉、食用油各适量

【做法】

① 苦瓜洗净，切去两头，再切成圆片，挖去瓤；豆豉剁碎。

② 锅中加油烧热，放入苦瓜片，煎至两面呈金黄色时放入大半杯水，加鸡精、酱油、豆豉碎、盐、白糖、蒜泥。

③ 再用大火烧至汤汁浓稠，勾芡即可起锅。

土豆苦瓜汤

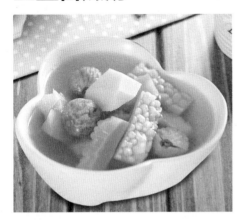

【调理功效】本品能预防血胆固醇增高，减少低密度脂蛋白和三酰甘油的吸收，预防高脂血症。

【材料】土豆 150 克，苦瓜 100 克，无花果 100 克，盐 6 克，味精 2 克

【做法】

① 将土豆、苦瓜、无花果洗净；苦瓜去子，切条状；土豆去皮，切块。

② 锅中 1500 毫升水煮沸，再将无花果、苦瓜、土豆一同放入锅内，用中火煮 45 分钟。

③ 待熟后，调入盐、味精即可食用。

南瓜

【别名】麦瓜、番瓜、倭瓜、金冬瓜

【性味归经】性温，味甘；归脾、胃经

南瓜中的果胶能和体内多余的胆固醇结合，从而使血清胆固醇浓度下降，因而南瓜有"降脂佳品"之誉。

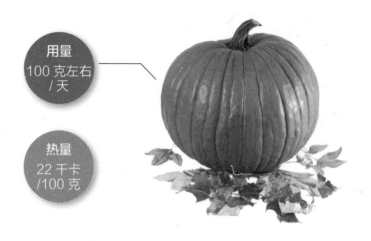

用量
100 克左右
/ 天

热量
22 千卡
/100 克

选 购 保 存

挑选外形完整，最好是瓜梗蒂连着瓜身的，这样的南瓜说明新鲜。南瓜切开后，可将南瓜子去掉，用保鲜袋装好后，放入冰箱冷藏保存。

食 用 建 议

糖尿病、高脂血症、前列腺肥大、动脉硬化、胃黏膜溃疡、肋间神经痛、痢疾、蛔虫病、下肢溃疡、烫灼伤等症患者以及脾胃虚弱者、营养不良者、肥胖者、便秘者及中老年人可以常食南瓜。

| 食疗作用 | 南瓜具有润肺益气、化痰、消炎止痛、降低血糖、驱虫解毒、止喘、美容等功效，可减少粪便中毒素对人体的危害，防止结肠癌的发生，对高血压及肝脏的一些病变也有预防作用。另外，南瓜中的胡萝卜素含量较高，可保护眼睛。 |

搭配宜忌

宜
南瓜 + 牛肉 → 补脾健胃、解毒止痛
南瓜 + 绿豆 → 清热解毒、生津止渴

忌
南瓜 + 虾 → 引起腹泻、腹胀
南瓜 + 黄瓜 → 影响营养的吸收

葱白炒南瓜

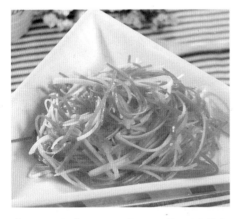

【调理功效】 本品有舒张血管，促进血液循环的作用，有助于防治因血脂升高而引起的头痛、头晕。

【材料】 南瓜 250 克，葱白 150 克，盐 2 克，味精 1 克，白糖 3 克，食用油适量

【做法】

① 南瓜洗净切丝；葱白洗净切丝；两者都用开水焯一下。

② 炒锅加油烧热，放入南瓜丝、葱白丝一起翻炒，然后加入盐、味精、白糖调味，炒熟即可装盘。

清炒南瓜丝

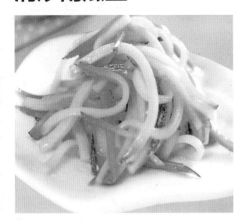

【调理功效】 本菜具有降血糖、降脂的功效，高血脂等患者都可经常食用，还能有效预防心脑血管性疾病的发生。

【材料】 嫩南瓜 350 克，蒜 10 克，盐 5 克，味精 3 克，食用油适量

【做法】

① 将嫩南瓜洗净，切成细丝，蒜去皮剁成蓉。

② 锅中加水烧开，下入南瓜丝焯熟后，捞出沥干。

③ 锅中加油烧热，下入蒜蓉炒香后，再加入南瓜丝炒熟，调入盐、味精炒匀即可。

胡萝卜

【别名】红萝卜、金笋、丁香萝卜

【性味归经】性平，味甘、涩，归心、肺、脾、胃经

胡萝卜中的胡萝卜素与维生素 A 是溶脂性物质，可以溶解脂肪。胡萝卜还含有槲皮素、山奈酚等，能增加冠状动脉血流量，从而降低血压、血脂。

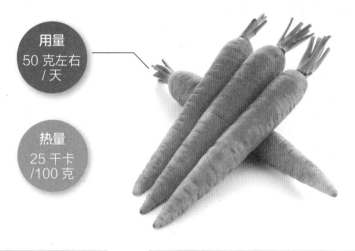

用量
50 克左右
/ 天

热量
25 千卡
/100 克

选 购 保 存

要选根粗大、心细小，质地脆嫩，外形完整的胡萝卜，另外，表面光泽、感觉沉重的为佳。将胡萝卜蒸熟，放凉后用容器保存，冷藏可保鲜 5 天，冷冻可保鲜 2 个月左右。

食 用 建 议

癌症、高血压、夜盲症、干眼症、营养不良、食欲不振、皮肤粗糙者可经常食用胡萝卜。胡萝卜不要过量食用，大量摄入胡萝卜素会令皮肤的颜色产生变化，变成橙黄色。烹调胡萝卜时，不要加醋，以免胡萝卜素损失。

食疗作用

胡萝卜具健脾和胃、补肝明目、清热解毒、降低血压、降气止咳等功效，对于肠胃不适、便秘、夜盲症、性功能低下、麻疹、百日咳、小儿营养不良、高血压等症状有食疗作用。胡萝卜还含有降糖物质，也是糖尿病病人的良好食品。

搭配宜忌

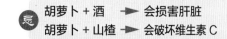

宜
胡萝卜+香菜 ➡ 可开胃消食
胡萝卜+绿豆芽 ➡ 可排毒瘦身

忌
胡萝卜+酒 ➡ 会损害肝脏
胡萝卜+山楂 ➡ 会破坏维生素C

胡萝卜土豆丝

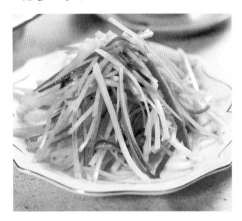

【调理功效】本品具有益气健脾、清肝明目、降脂减肥的功效，尤其适合食欲不佳、高血脂、高血压等患者食用。

【材料】土豆 250 克，水发香菇 25 克，青椒 20 克，胡萝卜 100 克，盐 4 克，料酒 3 毫升，白糖 2 克，水淀粉、鲜汤、食用油各适量

【做法】

① 将水发香菇、青椒、胡萝卜均洗净，切丝。

② 将土豆削皮切成丝，洗净捞起沥水，放入油锅中炒至断生，捞起沥油。

③ 原锅留油，倒入青椒、香菇、胡萝卜，加入料酒稍炒，再加入盐、白糖和土豆丝，拌炒后加入鲜汤少许，待沸后用水淀粉勾芡即可。

胡萝卜牛骨汤

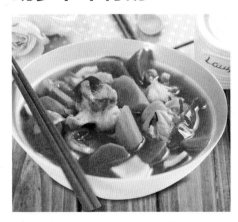

【调理功效】本品具有益气补虚、防癌抗癌、降脂等功效，特别适合体虚营养不良、高血脂、高血压等患者食用。

【材料】牛骨 500 克，胡萝卜 1 个，西红柿 2 个，花菜 100 克，洋葱半个，盐、胡椒粉各适量

【做法】

① 牛骨洗净拆块备用；胡萝卜去皮，洗净切大块；西红柿洗净切块；洋葱洗净切片。

② 将牛骨、胡萝卜块、西红柿块、花菜块、洋葱片放于瓦煲中，加适量清水煲 2 个小时。

③ 加胡椒粉、盐调味即成。

莴笋

【别名】莴苣、白苣、莴菜

【性味归经】性凉，味甘、苦，归胃、膀胱经

莴笋的脂肪含量很低，食用莴笋能够避免摄入大量的脂肪。莴笋中含有大量的膳食纤维和维生素，能够促进肠胃蠕动，延缓肠道对脂肪和胆固醇的吸收，是防治高血脂的理想食物。

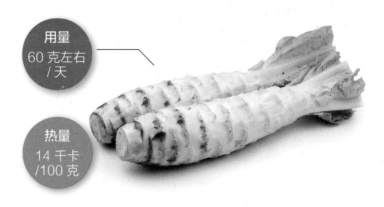

用量
60 克左右/天

热量
14 千卡/100 克

选 购 保 存

选购莴笋应选择茎粗大、肉质细嫩、多汁新鲜、无枯叶、无空心、中下部稍粗或成棒状、叶片不弯曲、无黄叶、不发蔫的、不苦涩的。莴笋泡水保鲜法：将莴笋放入盛有凉水的器皿内，一次可放几棵，水淹至莴笋主干 1/3 处，可放置室内 3~5 天。

食 用 建 议

小便不通、尿血、水肿、痛风、糖尿病、肥胖、神经衰弱症、高血压、高血脂、心律不齐、失眠患者以及妇女产后缺奶或乳汁不通者可经常食用莴笋。多动症儿童，眼病、脾胃虚寒、腹泻便溏者不宜常食莴笋。

食疗作用

莴笋有增进食欲、刺激消化液分泌、促进胃肠蠕动等功能，还有利尿、降血压、预防心律紊乱的作用。莴笋能改善消化系统和肝脏功能，对风湿性疾病、痛风有食疗作用。

搭配宜忌

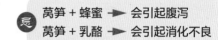

宜
莴笋 + 蒜苗 ➡ 可预防高血压
莴笋 + 香菇 ➡ 可利尿通便

忌
莴笋 + 蜂蜜 ➡ 会引起腹泻
莴笋 + 乳酪 ➡ 会引起消化不良

莴笋烩蚕豆

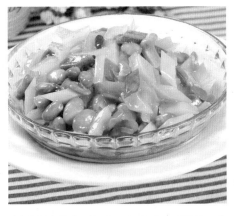

【材料】莴笋 200 克，蚕豆 100 克，胡萝卜 50 克，盐 3 克，枸杞 3 克，鸡精 2 克，醋、水淀粉、食用油适量

【做法】

① 莴笋去皮洗净，切菱形块；蚕豆、枸杞洗净备用；胡萝卜洗净，切菱形块。

② 锅下油烧热，放入蚕豆炒至五成熟时，再放入莴笋、胡萝卜、枸杞一起炒，加盐、鸡精、醋调味。

③ 将熟时用水淀粉勾芡，装盘即可。

【调理功效】本品具有强心、利尿、降脂、健脾、祛湿等作用，非常适合高血脂、高胆固醇的患者食用。

黑芝麻拌莴笋丝

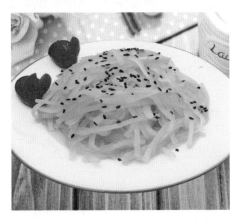

【材料】莴笋 300 克，熟黑芝麻少许，盐 2 克，味精 1 克，醋 6 毫升，生抽 10 毫升，食用油适量

【做法】

① 莴笋去皮洗净，切丝。

② 锅内注水烧沸，放入莴笋丝焯熟，捞起沥干并装入盘中。

③ 加入盐、味精、醋、生抽拌匀，撒上熟黑芝麻即可。

【调理功效】本品具有降血脂、滋阴生津、利尿润肠的功效，尤其适合糖尿病、高脂血症、肥胖症、便秘等患者食用。

韭菜

【别名】韭、扁菜、起阳草

【性味归经】性温，味甘、辛，归肝、肾经

韭菜中含有挥发性精油，可促进食欲，降低血脂，对于高血脂、高血压与冠心病有一定的疗效。韭菜中含有大量的膳食纤维与硫化物，能够降低胆固醇，有效预防高脂血症。

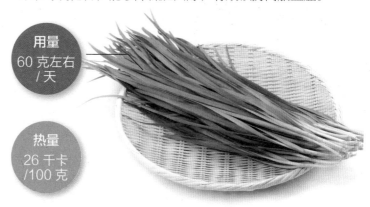

用量
60 克左右
/天

热量
26 千卡
/100 克

选 购 保 存

冬季到春季出产的韭菜，叶肉薄且柔软，夏季出产的韭菜则叶肉厚且坚实。选购的时候宜选择韭菜上带有光泽的、用手抓时叶片不会下垂、结实而新鲜水嫩的。保存宜放冰箱冷藏。

食 用 建 议

韭菜一般人群皆可食用，尤其是高血脂、高血压、夜盲症、干眼病患者，体质虚寒、肾阳虚、皮肤粗糙、便秘、痔疮患者可常食韭菜。消化不良、肠胃功能较弱、胃病患者不宜常食韭菜。

| 食疗作用 | 韭菜能温肾助阳、益脾健胃、行气理血，多吃韭菜，可养肝，增强脾胃之气，对心脑血管疾病也有一定的食疗作用。此外，常食韭菜还能使黑色素细胞内酪氨酸系统功能增强，有效改变皮肤毛囊的黑色素，消除皮肤白斑，并使头发乌黑发亮。 |

搭配宜忌

宜
韭菜 + 黄豆芽 ➡ 排毒瘦身，降血脂
韭菜 + 豆腐 ➡ 润肠通便，降低血压

忌
韭菜 + 蜂蜜 ➡ 会引起腹泻
韭菜 + 牛奶 ➡ 会影响钙的吸收

核桃仁拌韭菜

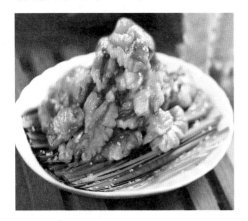

【材料】核桃仁 300 克，韭菜 150 克，白糖 10 克，白醋 3 毫升，盐 2 克，香油 8 毫升，味精 1 克，食用油适量

【做法】

① 韭菜洗净，切段，入沸水焯熟。

② 锅内放油，待油烧至五成热下入核桃仁炸成浅黄色捞出。

③ 在另一只碗中放入韭菜、白糖、白醋、盐、味精、香油拌匀，和核桃仁一起装盘即成。

【调理功效】本品能补肾助阳、益智补脑、健脾益胃、润肠通便、降低血脂，可辅助治疗肾阳虚、腰膝酸软等症状。

韭菜炒豆腐干

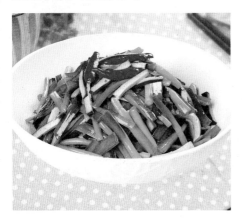

【材料】韭菜 400 克，豆腐干 100 克，红椒 20 克，盐 3 克，鸡精 1 克，食用油适量

【做法】

① 将韭菜洗净，切段；豆腐干洗净，切细条；红椒洗净，切段。

② 锅加油烧至七成热，倒入韭菜翻炒，再加入豆腐干和红椒一起炒至熟。

③ 最后加入盐和鸡精调味，起锅装入盘中即可。

【调理功效】韭菜能增加胃肠蠕动，具有促进杀菌和降低血脂的作用，常食本菜对高血脂、冠心病都大有好处。

莲藕

【别名】水芙蓉、莲根、藕丝菜

【性味归经】性凉，味辛、甘，归肺、胃经

莲藕中含有黏液蛋白和膳食纤维，能与人体内的胆酸盐和食物中的胆固醇及三酰甘油结合，使其从粪便中排出，从而减少脂类的吸收。

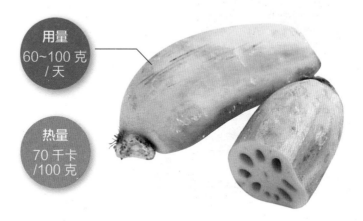

用量
60~100 克
/天

热量
70 千卡
/100 克

选 购 保 存

选择新鲜、脆嫩、色白，藕节短、藕身粗的莲藕为好，从藕尖数起第二节藕最好。保存宜放入冰箱内冷藏为佳。

食 用 建 议

一般人皆可食用莲藕，尤其适合体弱多病、营养不良、吐血者以及高血压、肝病、食欲不振、铁性贫血者食用。脾胃消化功能低下、大便溏薄的患者及产妇要少食、慎食莲藕。

食疗作用

莲藕具有滋阴养血的功效，可以补五脏之虚、强壮筋骨、补血养血。生食能清热润肺、凉血行瘀，熟食可健脾开胃、止泄固精，对肺热咳嗽、烦躁口渴、脾虚泄泻、食欲不振及各种血证有较好的食疗作用。藕性偏凉，产妇不宜过早食用。

搭配宜忌

宜
莲藕 + 鳝鱼 ➡ 补肾固精、利尿祛湿
莲藕 + 黑木耳 ➡ 降血脂、清热润肺

忌
莲藕 + 菊花 ➡ 易导致腹泻
莲藕 + 人参 ➡ 会破坏营养素

莲藕菱角排骨汤

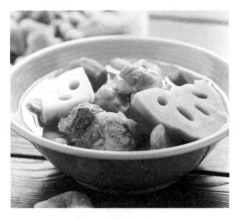

【调理功效】本品具有补虚健脾、凉血止血的作用，也适合肺热咳嗽、咳血者食用。

【材料】莲藕、菱角各 300 克，胡萝卜 80 克，排骨 500 克，盐 4 克，白醋 10 毫升

【做法】

① 排骨斩件，焯水，捞出洗净。

② 莲藕削去皮，洗净切块；胡萝卜洗净、切块；菱角入开水中烫熟，捞起，剥净外面皮膜。

③ 将排骨、莲藕、胡萝卜、菱角放入锅内，加水盖过原材料，加入白醋，以大火煮开，转小火炖 40 分钟，加盐调味即可。

糖醋藕片

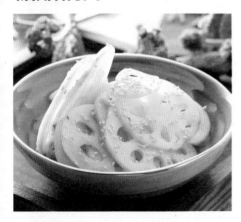

【调理功效】本品能润肠通便，从而减少脂类的吸收，适合高血压和高血脂以及肥胖症的患者食用。

【材料】莲藕 2 节，白芝麻 8 克，果糖 6 克，白醋 20 毫升，盐各适量

【做法】

① 将莲藕削皮洗净，切成薄片，浸入淡盐水中。

② 锅内水烧开，放入藕片焯烫，并滴进几滴醋同煮，煮熟后捞起，沥干。

③ 将藕片加醋、盐、果糖拌匀，撒上白芝麻即可。

空心菜

小肠经

【别名】通心菜、无心菜、竹叶菜

【性味归经】性平，味甘，归肝、心、大肠、

空心菜中的粗纤维的含量比较多，这种植物纤维是由纤维素、半纤维素、木质素、胶浆及果胶等组成的，具有促进肠蠕动、通便解毒的功效。

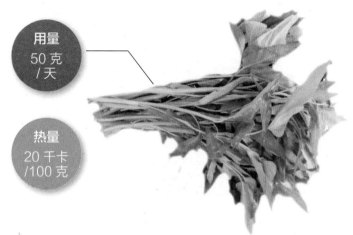

用量
50克
/天

热量
20千卡
/100克

选 购 保 存

选购空心菜以茎粗、叶绿、质脆的为佳，冬天可用无毒塑料袋保存，如果温度在0℃以上，可在空心菜叶上套上塑料袋，口不用扎，根朝下戳在地上即可。

食 用 建 议

高血压、头痛、糖尿病、鼻血、便秘、淋浊、痔疮、痈肿等患者可经常食用空心菜。但空心菜性寒滑利，体质虚弱、脾胃虚寒、大便溏泄者要慎食，血压低者要禁食，女性月经期间应少食或不食。

食疗
作用

空心菜具有促进肠道蠕动、通便解毒、清热凉血、利尿降脂的功效，可用于防热解暑，对食物中毒、吐血鼻衄、尿血、小儿胎毒、痈疮、疔肿、丹毒等症状也有一定的食疗作用。

搭配宜忌

宜
空心菜 + 尖椒 ➡ 可解毒降脂
空心菜 + 橄榄油 ➡ 可延缓衰老

忌
空心菜 + 牛奶 ➡ 会影响钙质吸收
空心菜 + 乳酪 ➡ 会影响钙质吸收

椒丝空心菜

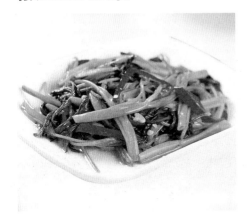

【材料】空心菜 400 克，红椒 20 克，盐、鸡精、蒜蓉、食用油各适量

【做法】

① 将空心菜择洗十净，切成长段；红椒洗净，切成丝。

② 大火将油烧热，放入蒜蓉爆香。

③ 再将空心菜、红椒倒入锅中略炒，加入盐、鸡精炒匀即可。

【调理功效】本品能降低胆固醇、三酰甘油，具有降脂减肥的功效，非常适合高血压、高血脂等患者食用。

豆豉炒空心菜梗

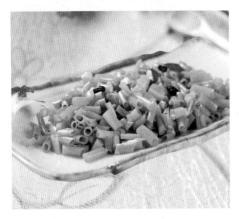

【材料】空心菜梗 300 克，豆豉 30 克，红甜椒 20 克，香油 4 克，盐、鸡精、食用油各适量

【做法】

① 将空心菜梗洗净，切小段；红甜椒洗净，切片。

② 锅加油烧至七成热，倒入豆豉炒香，再倒入空心菜梗滑炒，加入红甜椒一起翻炒至熟。

③ 加盐、鸡精和香油调味，炒匀即可装盘。

【调理功效】本菜具有降低血脂、防癌抗癌、预防感冒的功效，适合抵抗力差者以及糖尿病、癌症、高血脂等患者食用。

西蓝花

【别名】花椰菜、青花菜

【性味归经】性凉，味甘，入肾、脾、胃经

西蓝花中所含的植物固醇，其结构与胆固醇相似，能够在肠道中与胆固醇竞争吸收途径，可有效降低血液中的胆固醇水平。西蓝花还含有大量的膳食纤维，有利于脂肪代谢。

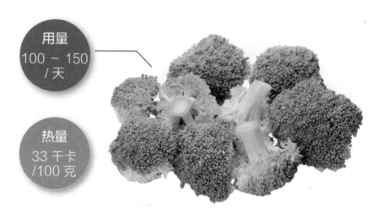

用量
100～150
/天

热量
33 千卡
/100 克

选 购 保 存

选购西蓝花以菜株亮丽、花蕾紧密结实的为佳；花球表面无凹凸，整体有隆起感，拿起来没有沉重感的为良品。用纸张或透气膜包住西蓝花（纸张上可喷少量的水），然后直立放入冰箱的冷藏室内，可保鲜 1 周左右。

食 用 建 议

高血脂、口干口渴、食欲不振、大便干结者，癌症患者，肥胖者宜常吃西蓝花。尿路结石者不宜食用西蓝花。烹煮西蓝花时应当高温快煮，以防止维生素 C 流失；起锅前再放盐，以减少水溶性营养物质随着汤汁流出。

| 食疗作用 | 西蓝花有爽喉、开音、润肺、止咳的功效，长期食用可以减少乳腺癌、直肠癌及胃癌等癌症的发病概率。西蓝花能够阻止胆固醇氧化，防止血小板凝结成块，从而减少心脏病与中风的危险。 |

搭配宜忌

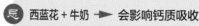

宜　西蓝花 + 胡萝卜 ➤ 可预防消化系统疾病
　　西蓝花 + 西红柿 ➤ 可防癌抗癌

忌　西蓝花 + 牛奶 ➤ 会影响钙质吸收

素炒西蓝花

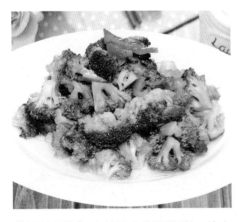

【材料】西蓝花 400 克，盐 3 克，鸡精 2 克，食用油适量

【做法】

① 将西蓝花撕成小朵，放入清水中，加少量盐浸泡 15 分钟，然后洗净，捞起沥干水分。

② 炒锅置于火上，注入适量油烧热，放入西蓝花滑炒至成熟时调入盐和鸡精调味。

③ 炒熟后即可起锅装盘。

【调理功效】本菜具有利尿降脂、补血养颜、降脂润肠的功效，高血脂、高血压、糖尿病患者皆可经常食用。

西蓝花拌红豆

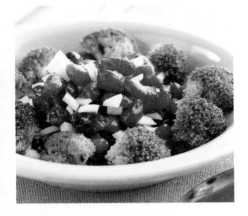

【材料】西蓝花 250 克，红豆、洋葱各 100 克，橄榄油 3 克，柠檬汁少许

【做法】

① 洋葱剥皮，洗净，切丁；西蓝花洗净切小朵，放入沸水中焯烫至熟，捞起；红豆泡水后入沸水中烫熟备用。

② 将橄榄油、柠檬汁调成酱汁。

③ 将洋葱、西蓝花、红豆、酱汁混合拌匀即可。

【调理功效】本品具有清热解毒、利尿通淋、防癌抗癌、降脂等功效，可辅助治疗高脂血症、尿路感染、癌症等病。

绿豆芽

【别名】绿豆菜

【性味归经】性凉，味甘，归胃、三焦经

绿豆芽富含维生素 C，可影响高密度脂蛋白含量，并可将胆固醇转变为胆酸排出，从而降低总胆固醇。

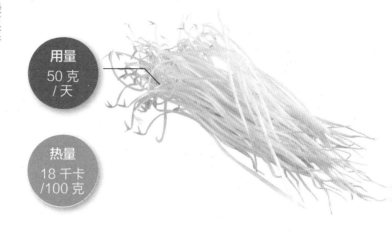

用量
50 克
/天

热量
18 千卡
/100 克

选 购 保 存

消费者可以采用"一看二闻"的方法，看看豆芽的颜色是否特别雪白，闻闻有没有一些刺鼻的气味，特别雪白和有刺激味道的豆芽建议不要购买。消费者最好选购顶芽大、茎长、有须根的豆芽比较安全。

食 用 建 议

高血脂、湿热郁滞、食少体倦、热病烦渴、大便秘结、小便不利、目赤肿痛、口鼻生疮等患者宜常食绿豆芽。脾胃虚寒者慎食、少食绿豆芽。

食疗
作用

绿豆芽具有清暑热、通经脉、解诸毒的功效，还可用于补肾、利尿、消肿、滋阴壮阳、调五脏、美肌肤、利湿热、降血脂、软化血管。

搭配宜忌

宜　绿豆芽 + 猪肚　➡　降低胆固醇吸收
　　绿豆芽 + 韭菜　➡　解毒、补肾、减肥

忌　绿豆芽 + 猪肝　➡　降低营养价值

金针菇炒豆芽

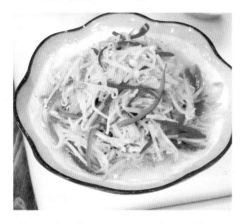

【材料】 绿豆芽 300 克，金针菇 150 克，青椒、红椒各 50 克，盐 3 克，鸡精 1 克，食用油适量

【做法】

① 绿豆芽洗净；金针菇洗净；青椒、红椒均洗净，切丝。

② 锅加油烧热，放入青椒和红椒炒香，再放入绿豆芽和金针菇翻炒至熟。

③ 调入盐和鸡精调味，装盘。

【调理功效】 本品具有降脂的功效，还能软化血管，预防心脑血管疾病亦可降低血脂，并能减肥。

豆芽韭菜汤

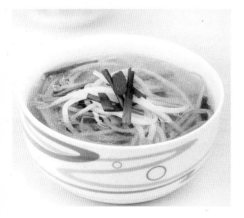

【材料】 绿豆芽 100 克，韭菜 30 克，盐少许，花生油适量

【做法】

① 将绿豆芽洗净；韭菜洗净切段备用。

② 净锅上火倒入花生油，下入绿豆芽稍炒，倒入水，调入盐煮至熟，撒入韭菜即可。

【调理功效】 本品能够降低胆固醇和血脂，有效预防高脂血症、高血压以及冠心病。

黑木耳

【别名】树耳、木蛾、黑菜

【性味归经】性平，味甘，归肺、胃、肝经

黑木耳富含的卵磷脂可使体内脂肪呈液质状态，有利于脂肪在体内完全消耗，可降低血脂和防止胆固醇在体内沉积。

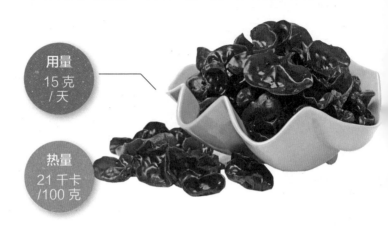

用量
15 克
/天

热量
21 千卡
/100 克

选 购 保 存

优质黑木耳乌黑光润，其背面略呈灰白色，体质轻松，身干肉厚，朵形整齐，表面有光泽，耳瓣舒展，朵片有弹性，嗅之有清香之气。保存用最好的塑料袋装好，封严，常温或冷藏保存均可。

食 用 建 议

高血脂、高血压、脑血栓、冠心病、癌症、硅沉着病、结石、肥胖患者可经常食用黑木耳。黑木耳较难消化，并有一定的滑肠作用，故脾虚消化不良或大便稀烂者要慎食。

食疗
作用

黑木耳具有补气血、滋阴、补肾、活血、通便等功效，对便秘、痔疮、胆结石、肾结石、膀胱结石及心脑血管疾病等病症有食疗作用。

搭配宜忌

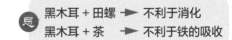

宜　黑木耳 + 绿豆 ➜ 可降脂消暑
　　黑木耳 + 银耳 ➜ 可提高免疫

忌　黑木耳 + 田螺 ➜ 不利于消化
　　黑木耳 + 茶 ➜ 不利于铁的吸收

奶白菜炒黑木耳

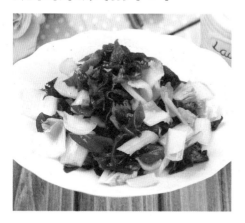

【调理功效】 本品具有降低血压、血脂，保护血管等功效，适合高血压、高血脂、冠心病等患者食用，常食还能预防便秘。

【材料】 奶白菜 250 克，黑木耳 40 克，红椒 100 克，盐 4 克，味精 2 克，食用油适量

【做法】

① 奶白菜洗净段；黑木耳泡发，洗净切小块；红椒去子，洗净切片。

② 锅中倒油烧热，下黑木耳和红椒翻炒，加入奶白菜，快速翻炒。

③ 最后加入盐和味精，炒匀即可。

黑木耳炒山药

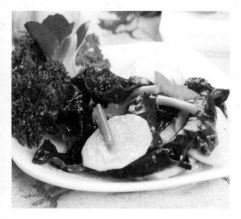

【调理功效】 本品具有健脾益气、滋阴益肾、降脂减肥等功效。

【材料】 山药 350 克，水发黑木耳 50 克，盐、味精、花生油、醋、酱油、葱片各适量

【做法】

① 山药去皮洗净，切成片状待用；水发黑木耳择洗干净，切成小片。

② 山药放清水锅中，加适量醋焯水，捞出沥干水分备用。

③ 锅中加花生油烧热，下葱片爆香，放入山药片和黑木耳翻炒，加入盐、味精、醋和酱油，炒匀装盘即成。

茶树菇

【别名】茶薪菇

【性味归经】性平，味甘，无毒，归脾、胃经

茶树菇低脂低糖，且含有多种矿物元素，能有效降低血糖和血脂。

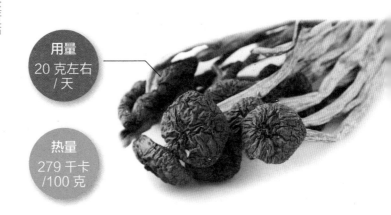

用量
20 克左右 / 天

热量
279 千卡 /100 克

选 购 保 存

好的茶树菇粗细大小应该是一致的，如果不一致，则说明不是一个生长期的，掺杂着陈年茶树菇。茶树菇的储存方法先包一层纸，再放入塑料袋，置于阴凉通风干燥处保存即可，冰箱冷藏的话，要注意经常拿出来通通风，否则容易霉变。

食 用 建 议

一般人均可食用茶树菇，尤其适合高血压、高血脂、肾虚、尿频、水肿、风湿患者食用。对菌类食品过敏者不宜食用茶树菇。

食疗作用

茶树菇中的糖类化合物能增强免疫力，促进形成抗氧化成分；茶树菇中的核酸还能明显控制细胞突变成癌细胞或其他病变细胞，从而避免肿瘤的发生。

搭配宜忌

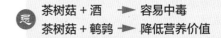

宜
茶树菇 + 猪骨 ➡ 增强免疫力
茶树菇 + 鸡肉 ➡ 增强免疫力

忌
茶树菇 + 酒 ➡ 容易中毒
茶树菇 + 鹌鹑 ➡ 降低营养价值

茶树菇蒸草鱼

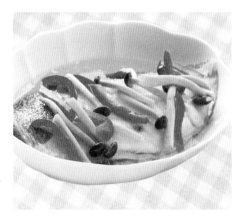

【材料】 草鱼 300 克，茶树菇、红甜椒各 75 克，盐 4 克，黑胡椒粉 1 克，香油 6 克，高汤 50 克

【做法】

① 草鱼两面均抹上盐、黑胡椒粉腌 5 分钟，置入盘中备用。

② 茶树菇洗净切段，红甜椒洗净切细条，都铺在草鱼上面。

③ 将高汤淋在草鱼上，放入蒸锅中，大火蒸 20 分钟，取出淋香油即可。

【调理功效】 本品具有健脾祛湿、利水消肿的功效，适合肥胖、水肿的患者食用。

西芹茶树菇

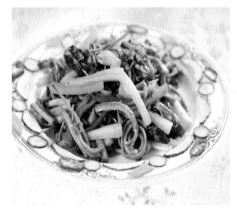

【材料】 茶树菇 300 克，西芹丝 100 克，蚝油、淀粉各 15 克，盐、白糖各 2 克，葱白 20 克，姜丝、蒜蓉、椒丝、食用油各 5 克

【做法】

① 将茶树菇洗净，下油锅稍炸，捞出沥油。

② 将西芹丝入沸水中汆熟。

③ 油锅烧热，爆香葱白、姜丝、椒丝、蒜蓉，再放入茶树菇、西芹丝，加入调味料炒匀入味，用淀粉勾芡即可。

【调理功效】 本品可增强血管壁的弹性、韧度和致密性，降低血压、血脂，对高血脂及其他心脑血管疾病的患者有益处。

鸡蛋

【别名】鸡卵、鸡子

【性味归经】性平，味甘，归脾、肺经

鸡蛋中含有的卵磷脂可使血清胆固醇和脂肪乳转化为极细的颗粒并保持悬浮状态，不易在血管内沉积，可预防动脉硬化。

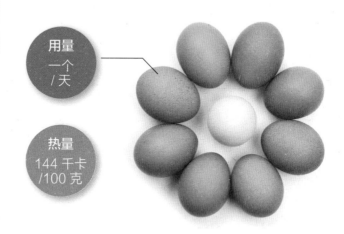

用量
一个
/天

热量
144 千卡
/100 克

选 购 保 存

用拇指、食指和中指捏住鸡蛋摇晃，好的鸡蛋没有声音。在 20℃左右时，鸡蛋大概能放 1 周，如果放在冰箱里保存，最多保鲜半个月。

食 用 建 议

身体虚弱、贫血、营养不良、女性产后以及高血压、高血脂、冠心病等老年患者可经常食用鸡蛋。肝炎、高热、腹泻、胆石症、皮肤生疮化脓、肾炎等病症患者要慎食鸡蛋。

食疗
作用

鸡蛋清性微寒而气清，能益精补气、润肺利咽、清热解毒，还具有护肤美肤的作用，有助于延缓衰老。蛋黄性温而气浑，能滋阴润燥、养血息风。

搭配宜忌

宜
鸡蛋 + 苦瓜 → 有利于骨骼健康
鸡蛋 + 羊肉 → 延缓衰老

忌
鸡蛋 + 酒 → 对身体不利
鸡蛋 + 红薯 → 容易造成腹痛

枸杞蛋包汤

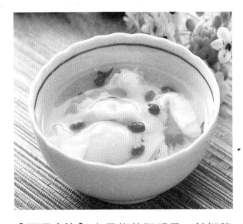

【材料】枸杞 20 克，鸡蛋 2 个，盐 5 克

【做法】

① 枸杞用水泡软洗净。

② 锅中加两碗水煮开后转中火，打入鸡蛋。

③ 将枸杞放入锅中和鸡蛋同煮至熟，加盐调味即可。

【调理功效】本品能养肝明目、益智降脂，适合肝肾不足所致的失眠健忘等症，也适合高血脂、高血压患者食用。

鸡蛋玉米羹

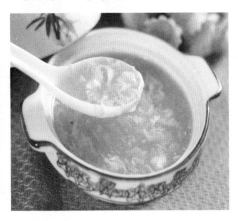

【材料】玉米浆 300 克，鸡蛋 2 个，黄酒 10 毫升，白糖 2 克，葱 15 克，鸡油 15 克，菱粉 75 克，盐、味精各适量

【做法】

① 鸡蛋打散；葱择洗净切成葱花。

② 锅置火上，倒入玉米浆、黄酒、盐、味精，烧开后用菱粉勾成薄芡，淋入蛋液。

③ 调入白糖，再淋入鸡油推匀，撒上葱花即可起锅。

【调理功效】本品具有补气健脾、清热解毒、降脂降压等功效，适合肺虚咳嗽、阴虚盗汗、高血脂、高血压等患者食用。

牛奶

【别名】牛乳

【性味归经】性平，味甘，归心、肺、胃、肾经

牛奶富含有大量的钙，能够降低人体内的脂肪，从而预防高血脂。

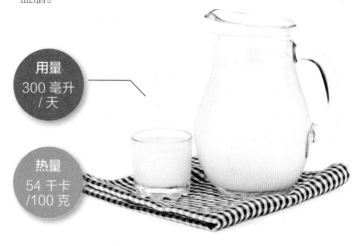

用量 300 毫升/天

热量 54 千卡/100 克

选 购 保 存

新鲜牛奶应有鲜美的乳香味，以乳白色、无杂质、质地均匀为宜。牛奶买回来后应尽快放入冰箱冷藏，以低于7℃为宜。

食 用 建 议

一般人群皆可食用牛奶，尤其适合消化道溃疡、病后体虚、黄疸、大便秘结、气血不足等患者食用，高血脂、高血压、糖尿病、肥胖症以及心脑血管疾病的患者宜食用脱脂牛奶。肝硬化、肾衰竭等患者不宜食用牛奶。

食疗作用

牛奶具有补肺健脾、生津润肠、美白养颜的功效。牛奶中的碘、锌和卵磷脂能大大提高大脑的工作效率，牛奶还能促进心脏和神经的耐疲劳性。喝牛奶能促进睡眠安稳，泡牛奶浴可以改善失眠。常喝牛奶还能使皮肤白皙光滑，增强皮肤弹性。

搭配宜忌

宜
牛奶 + 木瓜 ➡ 可降糖降压，美白养颜
牛奶 + 火龙果 ➡ 可清热解毒

忌
牛奶 + 橘子 ➡ 易发生腹胀、腹泻
牛奶 + 食醋 ➡ 不利于消化吸收

红豆牛奶汤

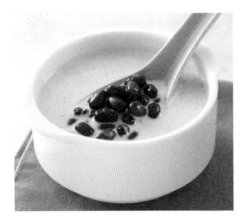

【材料】红豆50克，牛奶200毫升，蜂蜜适量

【做法】

① 红豆洗净，泡水8小时。

② 红豆放入锅中，开中火煮约30分钟，再用小火焖煮约30分钟备用。

③ 将红豆、蜂蜜、牛奶放入碗中，搅拌均匀即可。

【调理功效】本品有养血补血、降脂利尿的功效，适合脾胃虚弱、呕吐、小便涩痛、高血脂、高血压等患者食用。

杏仁核桃牛奶饮

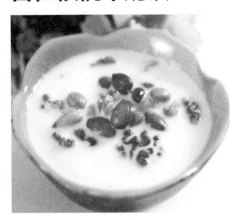

【材料】杏仁35克，核桃仁30克，牛奶250克，白糖10克

【做法】

① 杏仁、核桃仁放入清水中洗净。

② 将杏仁、核桃仁、牛奶放入炖锅内，加清水后将炖锅置火上烧沸。

③ 用小火熬煮25分钟，加白糖即成。

【调理功效】常食本品不仅能稳定血脂和血压，预防动脉硬化，还可预防老年痴呆症。

草鱼

【别名】混子、鲩鱼、白鲩

【性味归经】性温，味甘，无毒，归肝、胃经

草鱼含有丰富的不饱和脂肪酸，对血液循环有利，是心血管病病人的良好食物。

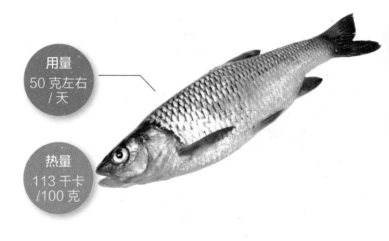

用量
50 克左右
/天

热量
113 千卡
/100 克

选 购 保 存

应购买鲜活的草鱼。将草鱼放在水中，游在水底层，且鳃盖起伏均匀在呼吸的为鲜活草鱼。将鲜活草鱼宰杀洗净放入冰箱内保存。

食 用 建 议

一般人群均可食用，尤其适合虚劳、风虚头痛、肝阳上亢、高血压、久疟、冠心病、高血脂、糖尿病、中风、小儿发育不良、水肿、肺结核、产后乳少等患者；女子在月经期不宜食用草鱼。

食疗作用

草鱼具有暖胃、平肝、祛风、活痹、截疟、降压、祛痰及轻度镇咳等功能，是温中补虚的养生食品。此外，草鱼对增强体质、延缓衰老有食疗作用。而且，多吃草鱼还可以预防乳腺癌。

搭配宜忌

宜
草鱼 + 冬瓜 → 可祛风、清热
草鱼 + 黑木耳 → 可保护心脑血管

忌
草鱼 + 甘草 → 会引起中毒
草鱼 + 西红柿 → 会破坏营养素

草鱼煨冬瓜

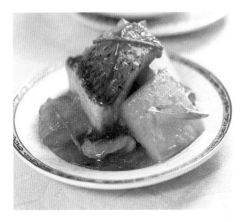

【材料】 冬瓜 500 克，草鱼 250 克，生姜 10 克，葱 2 克，绍酒 10 毫升，盐 5 克，醋 5 毫升，食用油各适量

【做法】

① 将草鱼去鳞、鳃和内脏，洗净切块；冬瓜洗净，去皮切块。

② 炒锅内加油烧沸，将草鱼放入锅内煎至金黄色，加冬瓜、盐、生姜、葱、绍酒、醋、水各适量。

③ 煮沸后转小火炖至鱼肉熟烂即成。

【调理功效】 本品还具有利尿通淋、清热解毒、降脂降压的功效，可辅助治疗水肿少尿、高血脂、高血压等症。

热炝草鱼

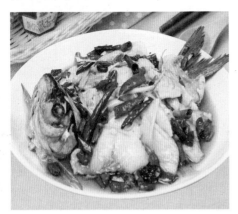

【材料】 草鱼 400 克，姜、干红椒各适量，盐、辣椒面各 3 克，料酒、香油各 10 毫升，味精 2 克，食用油各适量

【做法】

① 草鱼清理干净，切片，加盐、味精、辣椒面、料酒腌渍；姜去皮洗净，切丝；干红椒洗净，切段。

② 油锅烧热，下姜、干红椒炒香，放入草鱼炸熟。

③ 淋入香油，起锅装盘即可。

【调理功效】 本品还能开胃消食、健脾补虚，适合冠心病、高血脂、小儿发育不良、水肿以及食欲不振等患者食用。

泥鳅

【别名】鳅鱼、黄鳅

【性味归经】性平，味甘，入脾、肝经

泥鳅富含优质蛋白，脂肪含量和胆固醇含量均极少，而且含一种类似甘碳戊烯酸的不饱和脂肪酸，可降低胆固醇。

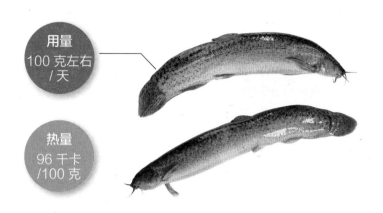

用量
100 克左右 / 天

热量
96 千卡 /100 克

选 购 保 存

选择鲜活、无异味的泥鳅。保存时可把活泥鳅用清水漂一下，捞起放进一个不漏气的塑料袋里（袋内先装点水），将袋口用橡皮筋或细绳扎紧，放进冰箱的冷冻室里冷冻。

食 用 建 议

一般人均可食用，尤其适合老年人、身体虚弱、脾胃虚寒、营养不良、体虚盗汗以及癌症、肿瘤、心血管、急性黄疸型肝炎、阳痿、痔疮、皮肤疥癣瘙痒等病症患者。因泥鳅富含嘌呤成分，所以痛风患者不宜食用。

食疗作用

泥鳅具有暖脾胃、祛湿、疗痔、壮阳、止虚汗、补中益气、强精补血之功效，是治疗急慢性肝病、阳痿、痔疮等症的辅助佳品。此外，泥鳅体表分泌的黏液即所谓的"泥鳅滑液"，有较好的抗菌、消炎作用，对小便不通、热淋便血、痈肿、中耳炎有很好的食疗作用。

搭配宜忌

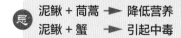

宜
泥鳅 + 豆腐 ➡ 增强免疫力
泥鳅 + 木耳 ➡ 补气养血、健体强身

忌
泥鳅 + 茼蒿 ➡ 降低营养
泥鳅 + 蟹 ➡ 引起中毒

泥鳅烧豆腐

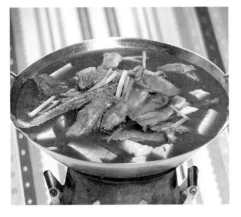

【材料】泥鳅 400 克，豆腐 150 克，盐 3 克，辣椒粉 10 克，胡椒粉、红油、味精、香葱、食用油各适量

【做法】

① 泥鳅提前入清水浸泡，洗净沥干；豆腐洗净切块；香葱洗净切段。

② 起油锅，油烧热后入泥鳅煎至金黄，注入开水，放入辣椒粉、豆腐、胡椒粉、红油。

③ 煮至熟时调入盐和味精调味，撒入葱段，盛入干锅即可。

【调理功效】本品可清除掉附着在血管壁上的胆固醇、有降血压、降血脂、降血糖的功效，防止血管硬化等功效。

老黄瓜炖泥鳅

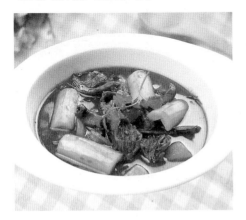

【材料】泥鳅 400 克，老黄瓜 100 克，盐 3 克，醋 10 毫升，酱油 15 克，香菜、食用油少许

【做法】

① 泥鳅冶净，切段；老黄瓜洗净，去皮，切块；香菜洗净。

② 锅内注油烧热，放入泥鳅翻炒至变色，注入适量水，并放入黄瓜焖煮。

③ 煮至熟后，加入盐、醋、酱油调味，撒上香菜即可。

【调理功效】本品对于高血压、高血脂、肥胖症以及糖尿病患者，是一种理想的食疗方。

墨鱼

【别名】花枝、墨斗鱼、乌贼

【性味归经】性温，味微咸，入肝、肾经

墨鱼肉质中富含有一种可降低胆固醇的氨基酸，可防止动脉硬化。

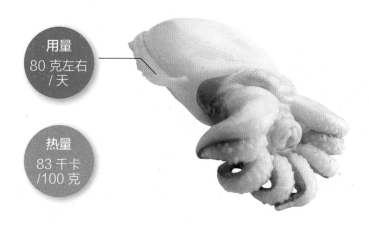

用量
80 克左右
/天

热量
83 千卡
/100 克

选 购 保 存

新鲜的墨鱼是柔软有弹性的，墨鱼肉是浅褐色的，如果非常白，则有可能是经过漂白的。储存方法：新鲜墨鱼可以去除表皮、内脏和墨汁后，清洗干净，用保鲜膜包好，放入冰箱冷藏室的话，两天内需食用完。

食 用 建 议

高血压、高血脂、动脉硬化患者，肿瘤、癌症患者，月经不调者，消化道溃疡者以及体质虚弱者均宜食墨鱼。但是痛风、尿酸过多、过敏体质、湿疹患者不宜食用。

食疗作用

墨鱼具有补益精气、健脾利水、养血滋阴、制酸、温经通络、通调月经、收敛止血、美肤乌发的功效。常吃墨鱼，可提高免疫力，防止骨质疏松，缓解倦怠乏力，对食欲不振等作用显著。

搭配宜忌

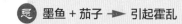

宜　墨鱼 + 黄瓜 → 清热利尿、健脾益气
　　墨鱼 + 银耳 → 治面生黑斑

忌　墨鱼 + 茄子 → 引起霍乱

滑炒墨鱼丝

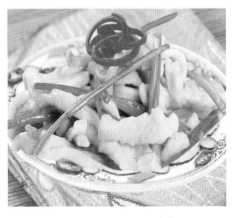

【调理功效】墨鱼具有滋阴养血、补肾固精等功效，并含有降低胆固醇作用的氨基酸，可防止动脉硬化等症。

【材料】墨鱼肉 450 克，香菜段、盐、味精、料酒、胡椒粉、淀粉、花生油各适量

【做法】

① 将墨鱼肉洗净切丝，加盐、料酒和淀粉腌制入味，上浆待用。

② 锅置火上，用温油将鱼丝滑熟，倒出控净油。

③ 油锅烧热，放入鱼丝，烹入料酒，放香菜段，加盐、味精、料酒和胡椒粉调味炒匀，出锅即可。

韭菜墨鱼花

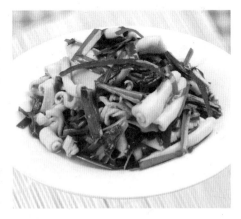

【调理功效】本品可降低体内胆固醇和三酰甘油，对于高血脂、高血压与冠心病有一定的疗效。

【材料】韭菜 100 克，墨鱼肉 300 克，盐 3 克，味精 1 克，醋 10 毫升，生抽 12 毫升，红椒、食用油少许

【做法】

① 墨鱼肉洗净，切"十"字刀纹，再切开，加盐腌片刻；韭菜洗净，切段；红椒洗净，切丝。

② 锅内注油烧热，放入墨鱼花翻炒至卷起后，加入韭菜、红椒一起炒匀。

③ 再加入盐、醋、生抽炒至熟后，加入味精调味，起锅装盘即可。

海带

【别名】昆布、江白菜

【性味归经】性寒，味咸；归肝、胃、肾三经

海带中钙的含量极为丰富，钙可降低人体对胆固醇的吸收，并能降血压。

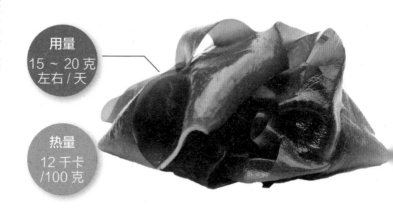

用量
15～20克
左右/天

热量
12千卡
/100克

选 购 保 存

质厚实、形状宽长、身干燥、色淡黑褐或深绿、边缘无碎裂或黄化现象的，才是优质海带。将干海带洗净，用淘米水泡上，煮30分钟，放凉后放入冰箱冷冻。

食 用 建 议

甲状腺肿大、高血压、冠心病、动脉粥样硬化、急性肾衰竭、脑水肿患者可常食海带。孕妇、甲状腺功能亢进者不宜食用海带。

| 食疗作用 | 海带还含有丰富的钾，钾有平衡钠摄入过多的作用，并有扩张外周血管的作用。因此，海带对高血压有很好的食疗作用。另外，海带还能化痰、软坚、清热、降血压、预防夜盲症、维持甲状腺正常功能，还能抑制乳腺癌的发生。 |

搭配宜忌

宜　海带 + 木耳 ➡ 排毒素、保护血管
海带 + 冬瓜 ➡ 可降血压、降血脂

忌　海带 + 白酒 ➡ 会引起消化不良
海带 + 咖啡 ➡ 破坏营养吸收

猪骨海带汤

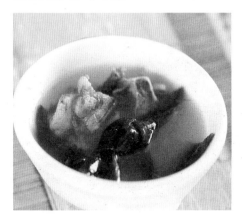

【调理功效】猪骨和海带都富含钙，钙可降低人体对胆固醇的吸收，从而有效降低血脂，还可预防骨质疏松症。

【材料】猪排骨 600 克，海带 150 克，葱、生姜、大蒜、盐、味精、香油、白糖各适量

【做法】

① 将猪排骨洗净，斩成块，入沸水余烫，捞出沥净血水。

② 海带入水中泡开，洗净，切成块；葱、姜、大蒜均洗净；葱切段，生姜大蒜切片。

③ 净锅置火上，放入水，排骨块煮开，加入海带、葱段、生姜片，烧沸，撇去浮沫，煮至熟烂，加入蒜片、盐、味精、香油、白糖，拌匀即可。

苦瓜海带瘦肉汤

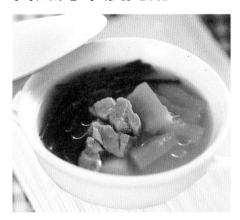

【调理功效】苦瓜和海带都有降压降脂、保护血管的作用，对肝火旺盛型高血脂患者引起的头痛眩晕有较好的效果。

【材料】苦瓜 500 克，海带 100 克，瘦肉 250 克，盐、味精各少许

【做法】

① 将苦瓜洗净，切成两瓣，去籽去瓤，切块。

② 海带浸泡 1 小时，洗净切丝；瘦肉洗净，切成小块。

③ 把苦瓜、海带和瘦肉放入砂锅中，加适量清水煲至瘦肉烂熟，加盐味精调味。

海参

【别名】刺参、海鼠

【性味归经】性温，味咸，入心、肾经

海参含胆固醇低，脂肪含量相对少，是典型的高蛋白、低脂肪、低胆固醇食物，而且其含有丰富的钙和镁，有降低胆固醇水平、减少脂肪囤积、保护心血管的作用。

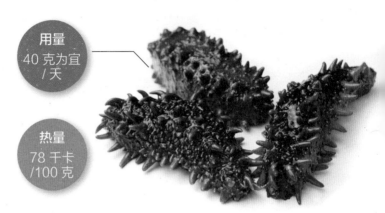

用量
40 克为宜
/ 天

热量
78 千卡
/100 克

选 购 保 存

以选择体大、皮薄、个头整齐，肉肥厚，形体完整，肉刺多、齐全无损伤，光泽洁净，颜色纯正，无虫蛀斑且有香味的为上乘之品。宜放水中活养保存。

食 用 建 议

高血压、冠心病、肝炎、再生障碍性贫血、糖尿病、胃溃疡、肾虚阳痿、腰膝酸软、骨质疏松等患者可经常食用海参。急性肠炎、菌痢、感冒、咳痰、气喘及大便溏薄、出血兼有瘀滞及湿邪阻滞的患者忌食海参。

食疗作用	海参具有补肾益精、养血润燥、止血的功效，主治精血亏损、虚弱劳怯、阳痿、梦遗、肠燥便秘、肺虚咳嗽咯血、肠风便血、外伤出血。海参还能抑制多种霉菌及某些人类癌细胞的生长和转移，起到杀菌、抗癌的作用。

搭配宜忌

宜
海参 + 豆腐 ➤ 可健脑益智
海参 + 菠菜 ➤ 可补血补铁

忌
海参 + 葡萄 ➤ 会引起腹痛
海参 + 醋 ➤ 会影响口感

蒜薹炒海参

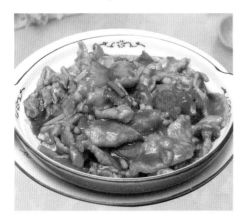

【材料】猪肉、海参各250克，蒜薹100克，盐3克，酱油、水淀粉、食用油各适量

【做法】

① 猪肉洗净，切块；海参洗净，切块；蒜薹洗净，切段。

② 起油锅，放入猪肉、海参翻炒一会，再加入蒜薹同炒，然后再加入盐、酱油炒至入味。

③ 起锅前，用水淀粉勾芡即可。

【调理功效】本品能调节血管张力、促进血液循环，有助于防治血脂升高所致的头痛、头晕。

海参汤

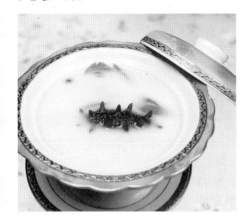

【材料】水发海参200克，胡萝卜、青菜各少许，盐3克，高汤适量，生姜1片

【做法】

① 海参洗净；胡萝卜洗净，去皮切片；青菜洗摘干净。

② 将高汤倒入锅内烧沸，放入海参、生姜用中火煲40分钟。

③ 加入胡萝卜、青菜煮熟，调入盐即可。

【调理功效】本品美味降压，有改善血管功能、增强新陈代谢及免疫功能的功效，可防止便秘，通利大肠。

干贝

【别名】江瑶柱、马甲柱、角带子、江珧柱

【性味归经】性平，味甘、咸，归脾经

干贝中含一种具有降低血清胆固醇作用的代尔太 7- 胆固醇和 24- 亚甲基胆固醇，它们兼有抑制胆固醇在肝脏合成和加速排泄胆固醇的独特作用，从而使体内胆固醇下降。

用量
50 克为宜
/ 天

热量
264 千卡
/100 克

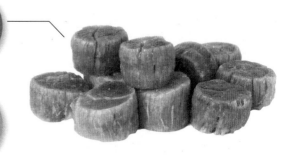

选 购 保 存

购买干贝一定要选择颗粒完整的，手感干燥而且有香气的比较好，这样的瑶柱呈短圆柱形，坚实饱满，肉质干硬。一般来说，干贝需要密封起来，放在干燥阴凉通风的地方保存。

食 用 建 议

食欲不振、消化不良或久病体虚、脾胃虚弱、气血不足、五脏亏损、脾肾阳虚、老年夜尿频多、高脂血症、动脉硬化、冠心病等病症者与各种癌症患者放疗化疗后以及糖尿病、干燥综合征等阴虚体质者可经常食用干贝。

食疗作用	干贝具有滋阴、补肾、调中、下气、利五脏之功效；可治疗头晕目眩、咽干口渴、虚痨咳血、脾胃虚弱等症，常食有助于降血压、降胆固醇，补益健身。

搭配宜忌

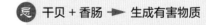

宜　干贝 + 瓠瓜 ➡ 滋阴润燥、降压降脂
　　干贝 + 海带 ➡ 清热滋阴、降糖降压

忌　干贝 + 香肠 ➡ 生成有害物质

干贝蒸萝卜

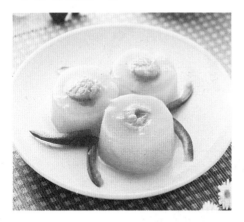

【材料】白萝卜 100 克，干贝 30 克，盐 4 克

【做法】

① 干贝泡软，备用。

② 白萝卜削皮洗净，切成圈段，中间挖一小洞，将干贝一一塞入，装于盘中，将盐均匀地撒在上面。

③ 将盘移入蒸锅中，将干贝和白萝卜蒸至熟，续焖一会即可。

【调理功效】本品能有效预防高血压，常吃可降低血脂，软化血管，预防高血脂、冠心病、动脉硬化以及肥胖症等疾病。

芥蓝干贝唇

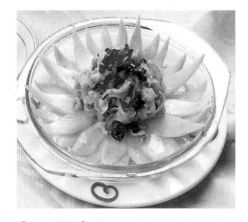

【材料】干贝唇 90 克，芥蓝 150 克，木耳 50 克，红椒 20 克，盐 3 克，醋、香油、鸡精、酱油各适量

【做法】

① 将干贝唇洗净切块；芥蓝洗净切菱形片；木耳泡发洗净，撕开；红椒洗净切圈。

② 锅中注入适量清水，烧开后放入干贝唇稍烫一下，放入一小碗内；芥蓝焯水后沥干，摆盘；木耳、红椒焯水后放入碗内。

③ 碗里加入盐、鸡精、酱油、香油、醋拌匀，装盘即可。

【调理功效】本品具有清热解毒、滋阴润燥、通利肠道等功效，适合阴虚咳嗽、疔疮疖肿、高血脂、高血压等患者食用。

苹果

【别名】滔婆、柰、柰子

【性味归经】性凉，味甘、微酸，归脾、肺经

苹果含有大量的果胶，这种可溶性纤维质可以降低胆固醇及坏胆固醇的含量；还富含维生素 C，可软化血管，预防动脉硬化。

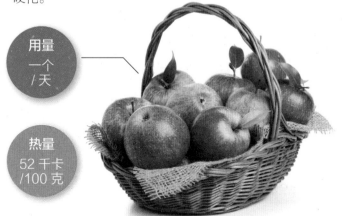

用量
一个
/天

热量
52 千卡
/100 克

选 购 保 存

苹果应挑个头适中、果皮光洁、颜色艳丽的。放在阴凉处可以保持 7 ~ 10 天，如果装入塑料袋放入冰箱可以保存更长时间。

食 用 建 议

慢性胃炎、消化不良、气滞不通、慢性腹泻、神经性结肠炎、便秘、高血压、高脂血症和肥胖症、癌症、贫血患者和维生素 C 缺乏者可经常食用苹果。脾胃虚寒者、糖尿病患者不适宜常食苹果。

食疗
作用

苹果具有润肺、健胃、生津、止渴、止泻、消食、顺气、醒酒的功能，而且对于癌症有良好的食疗作用。苹果含有大量的纤维素，常吃可以使肠道内胆固醇减少，缩短排便时间，能够减少直肠癌的发生。

搭配宜忌

宜
苹果 + 洋葱 ➡ 可降压降脂，保护心脏
苹果 + 银耳 ➡ 润肺止咳、降压降脂

忌
苹果 + 白萝卜 ➡ 易导致甲状腺肿大
苹果 + 海鲜 ➡ 易导致恶心呕吐

包菜苹果汁

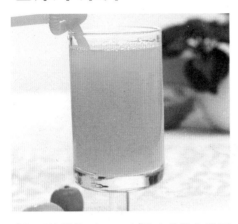

【材料】 包菜、苹果各 100 克，柠檬半个，冷开水 500 毫升

【做法】

① 包菜洗净，切丝；苹果去核切块。

② 柠檬洗净，榨汁备用。

③ 将包菜、苹果一同放入榨汁机中，加入水后榨汁，最后加入柠檬汁调味即可。

【调理功效】 本品可有效改善微血管循环，降低血脂，增加冠状动脉流量，非常适合高血脂、高血压患者食用。

苹果西红柿双菜优酪乳

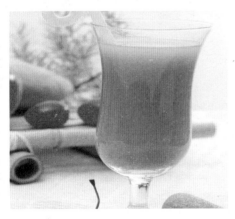

【材料】 生菜 50 克，芹菜 50 克，西红柿 1 个，苹果 1 个，优酪乳 250 毫升

【做法】

① 将生菜洗净，撕成小片；芹菜洗净，切成段。

② 将西红柿洗净，切成小块；苹果洗净，去皮、核，切成块。

③ 将所有材料倒入榨汁机内，搅打成汁，装入杯中即可。

【调理功效】 本品具有降脂降压、软化血管、润肠通便、利尿通淋的功效，适合高血脂、高血压、少尿等患者食用。

葡萄

【别名】草龙珠、山葫芦、蒲桃

【性味归经】性平，味甘、酸，归肺、脾、肾经

葡萄富含钾，能有效降低血压，研究证明葡萄能比阿司匹林更好地阻止血栓形成，能降低人体血清胆固醇水平，降低血小板的凝聚力，对预防高血脂引起的心脑血管病有一定作用。

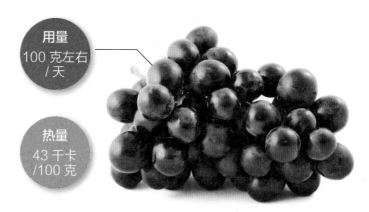

用量
100 克左右
/天

热量
43 千卡
/100 克

选 购 保 存

购买时可以摘底部一颗尝尝，如果果粒甜美，则整串都很甜。葡萄保留时间很短，最好购买后尽快吃完。剩余的可用保鲜袋密封好，放入冰箱内保存 4 ~ 5 天。

食 用 建 议

高血压、冠心病、脂肪肝、癌症、肾炎水肿、风湿性关节炎、过度疲劳、形体羸瘦、盗汗和贫血患者可经常食用葡萄。但糖尿病、便秘、阴虚内热、津液不足者，肥胖之人，脾胃虚寒者及孕妇不宜多食葡萄。

食疗
作用

葡萄具有滋补肝肾、养血益气、强壮筋骨、生津除烦、健脑养神的功效。葡萄中含有较多酒石酸，有助消化。葡萄中所含天然聚合苯酚，能与细菌及病毒中的蛋白质化合，对于脊髓灰白质病毒及其他一些病毒有杀灭作用。

搭配宜忌

宜　葡萄 + 枸杞子 ➡ 降低血压、补血养颜
　　葡萄 + 薏苡仁 ➡ 健脾利湿

忌　葡萄 + 开水 ➡ 引起腹胀
　　葡萄 + 白萝卜 ➡ 导致甲状腺肿

西蓝花葡萄汁

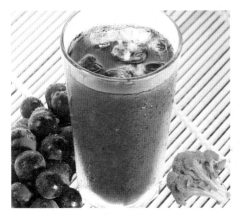

【材料】西蓝花 90 克，梨子 1 个，葡萄 200 克，碎冰适量

【做法】

① 西蓝花洗净切块；葡萄洗净。

② 梨子洗净，去皮去心，切块。

③ 把以上材料放入榨汁机中打成汁，倒入杯中，加冰块即可。

【调理功效】本品对高血压、贫血以及肝火旺盛引起头晕、失眠的患者有很好的食疗作用，高血脂患者常食大有益处。

葡萄苹果汁

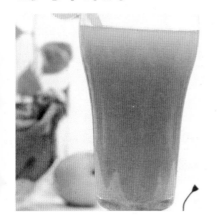

【材料】红葡萄 150 克，红色去皮的苹果 1 个，碎冰适量

【做法】

① 红葡萄洗净，切片；苹果切几片装饰用。

② 把剩余苹果切块，与葡萄一起榨汁。

③ 碎冰倒在成品上，装饰苹果片。

【调理功效】本品中葡萄与苹果均能降低人体血清胆固醇水平，降低血脂，还能有助预防冠心病等并发症的发生。

蓝莓

【别名】笃斯、越橘、都柿

【性味归经】性平，味甘、酸，归心、肝经

蓝莓中含有丰富的花青素，有很好的抗动脉硬化和血栓形成的作用，对于预防高血脂所引起的心脑血管并发症有积极的意义。

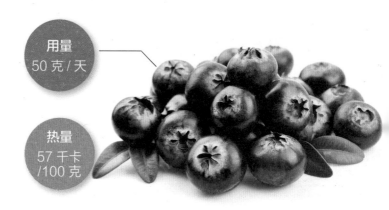

用量
50 克 / 天

热量
57 千卡
/100 克

选 购 保 存

选择颜色从淡蓝到紫黑而完整的，并有均匀果粉的蓝莓。蓝莓耐贮性较强，在室内 18 ～ 26℃常温条件下，采用小包装（小食品盒）鲜果可保存 2 周不改变原来风味。

食 用 建 议

患心脏病、白内障、夜盲症、糖尿病、高血脂的人士，长时间注视电脑、电视的人士，经常驾驶汽车的人士，经常日晒的人士，功课繁忙的学生，免疫功能欠佳者，皮肤粗糙、有细纹或长斑的人士均可经常食用蓝莓。

食疗作用

蓝莓能有效降低胆固醇，防止动脉粥样硬化，促进心血管健康，有增强心脏功能、预防癌症和心脏病的功效，能延缓脑神经衰老、增强脑力；可以强化视力，减轻眼球疲劳。

搭配宜忌

宜　蓝莓＋山楂 ➜ 可降压降脂、消食健胃
　　蓝莓＋牛奶 ➜ 可壮骨、提高免疫力

宜　蓝莓＋草莓 ➜ 可美容养颜、补血养心
　　蓝莓＋柚子 ➜ 可滋阴润肺

蓝莓乳

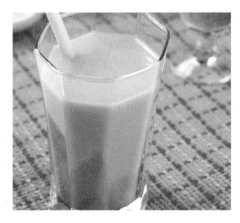

【材料】蓝莓 200 克，酸奶 200 毫升，冰块适量

【做法】

① 蓝莓洗净，对半切开。

② 蓝莓、酸奶放入搅拌机中，搅打均匀。

③ 最后加入冰块即可。

【调理功效】本品具有养肝明目、降低血脂的功效，常食可促进胃肠蠕动，还可养肝明目，能防治各种眼睛疾病。

清新蓝莓汁

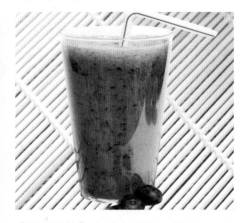

【材料】蓝莓 300 克，冷开水适量

【做法】

① 蓝莓洗净，对半切开。

② 蓝莓放入搅拌机中，倒入适量冷开水，搅打均匀。

③ 最后倒入杯中即可。

【调理功效】本品有降低胆固醇、防止动脉粥样硬化、促进心血管健康、增强心脏功能的作用，适合高血脂患者食用。

柠檬

【别名】益母果、柠果、黎檬

【性味归经】性微温，味甘、酸，归肺、胃经

柠檬富含维生素C和维生素P，能缓解钙离子促使血液凝固的作用，有效降低血脂和血压，增强血管的弹性和韧性，预防和治疗动脉硬化以及心肌梗死等心血管疾病。

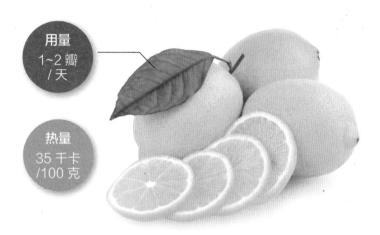

用量
1~2 瓣
/天

热量
35 千卡
/100 克

选 购 保 存

要选果皮有光泽、新鲜而完整的柠檬。放入冰箱，可长期保存。

食 用 建 议

口干烦渴、消化不良、维生素C缺乏者及肾结石、高血压、心肌梗死等人可经常食用柠檬；但牙痛者、胃及十二指肠溃疡或胃酸过多患者不宜食用柠檬。此外，餐后喝点柠檬水，有助于消化。

食疗作用

柠檬具有生津祛暑、化痰止咳、健脾消食之功效，可用于暑天烦渴、孕妇食少、胎动不安、高血脂等症。柠檬富含维生素C，对于预防癌症和一般感冒都有帮助，还可用于治疗维生素C缺乏症，柠檬汁外用也是美容洁肤的佳品。

搭配宜忌

宜
柠檬 + 香菇 ➡ 可活血化瘀、降压降脂
柠檬 + 马蹄 ➡ 可生津解渴、利尿通淋

忌
柠檬 + 牛奶 ➡ 会影响蛋白质的吸收
柠檬 + 山楂 ➡ 会影响肠胃消化功能

菠菜柠檬橘汁

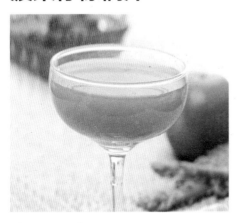

【材料】菠菜 200 克，橘子 1 个，苹果 20 克，柠檬半个，蜂蜜 2 大匙，冷开水 240 毫升

【做法】

① 将菠菜洗净，择去黄叶，切小段。

② 橘子剥皮，撕成瓣；苹果去皮去核，切成小块；柠檬去皮，切小块。

③ 将所有材料放入榨汁机内搅打 2 分钟。

【调理功效】本品能增强血管弹性和韧性，可预防和治疗高血压和心肌梗死等症。非常适合高血压患者食用。

李子生菜柠檬汁

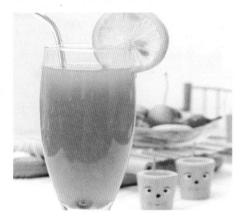

【材料】生菜 150 克，李子 1 个，柠檬 1 个

【做法】

① 将生菜洗净，菜叶卷成卷。

② 将李子洗净，去核；柠檬连皮切三片，余下的柠檬用保鲜膜包好，放入冰箱保存，以备下次用。

③ 将生菜、李子、柠檬一起榨成汁即可。

【调理功效】本品具有清热泻火、降压、杀菌、润肠、养颜等功效，非常适合高血压、高血脂、便秘等患者食用。

草莓

【别名】洋莓果、红莓

【性味归经】性凉，味甘、酸，归肺、脾经

草莓中富含果胶及纤维素，可加强胃肠蠕动，加速肠道内胆固醇的排泄，还能改善便秘，对防治高血脂、高血压、动脉硬化以及冠心病均有较好的疗效。

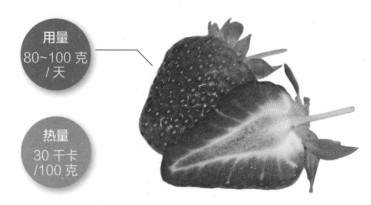

用量
80~100 克
/ 天

热量
30 千卡
/100 克

选 购 保 存

挑选草莓的时候应该尽量挑选色泽鲜亮、有光泽，结实、手感较硬者，太大、过于水灵的草莓不宜购买。保存宜放置冰箱内冷藏，不宜保存太久。

食 用 建 议

风热咳嗽、咽喉肿痛、声音嘶哑、夏季烦热口干、腹泻如水者及鼻咽癌、肺癌、扁桃体癌、喉癌、维生素 C 缺乏症、高血压、动脉硬化、冠心病、脑溢血患者可经常食用草莓。脾胃虚弱、肺寒腹泻者及孕妇不宜常食草莓。

食疗作用

草莓具有生津润肺、养血润燥、健脾、解酒的功效，可以用于干咳无痰、烦热干渴、积食腹胀、小便浊痛、醉酒等。而且草莓中还含有一种胺类物质，对白血病、再生障碍性贫血等血液病也有辅助治疗作用。

搭配宜忌

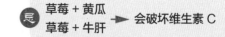

宜　草莓 + 蜂蜜 → 可补虚养血
　　草莓 + 牛奶 → 有利于维生素的吸收

忌　草莓 + 黄瓜
　　草莓 + 牛肝 → 会破坏维生素 C

草莓蜂蜜汁

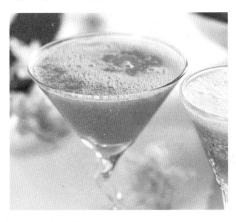

【材料】草莓 180 克，豆浆 180 毫升，蜂蜜适量，冰块少许

【做法】

① 将草莓洗净，去蒂。

② 在果汁机内放入豆浆、蜂蜜和冰块，搅拌 20 秒。

③ 待冰块完全溶化后，将草莓放入，搅拌 30 秒即可。

【调理功效】本品对高血压、动脉硬化、冠心病有较好的食疗作用，除此之外，还有提高人体免疫力、延缓衰老等功效。

草莓柳橙汁

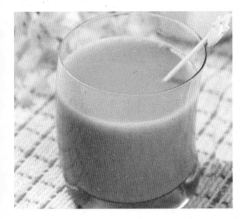

【材料】草莓 10 颗，柳橙 1 个，鲜奶 90 毫升，蜂蜜 30 克，碎冰 60 克

【做法】

① 草莓洗净，去蒂，切成块。

② 柳橙洗净，对切压汁。

③ 将除碎冰外的材料放入搅拌机内，快速搅 30 秒，最后加入碎冰。

【调理功效】本品具有清热利尿、润肠通便、益胃健脾、降脂降压、美容养颜等功效，适合高血脂、高血压等患者食用。

猕猴桃

【别名】 狐狸桃、洋桃、藤梨

【性味归经】 性寒，味甘、酸，归胃、膀胱经

猕猴桃含有丰富果胶和维生素 C，可降低血中胆固醇浓度，常食还能预防高血脂以及心脑血管疾病。

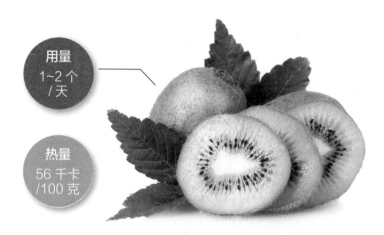

用量
1~2 个
/天

热量
56 千卡
/100 克

选 购 保 存

以选择那些无破裂、无霉烂、无皱缩、少有柔软感、气味清香的猕猴桃为好，通常果实越大质量越好。还未成熟的猕猴桃可以和苹果放在一起，有催熟作用。猕猴桃保存时间不宜太长。

食 用 建 议

胃癌、食管癌、肺癌、乳腺癌、高血压病、冠心病、黄疸肝炎、关节炎、尿道结石患者；食欲不振、消化不良者；老弱病人；情绪不振、常吃烧烤类食物的人可经常食用猕猴桃。

| 食疗作用 | 猕猴桃有生津解热、调中下气、止渴利尿、滋补强身之功效。猕猴桃还含有硫醇蛋白的水解酶和超氧化物歧化酶，具有养颜、提高免疫力、抗癌、抗衰老、抗肿消炎的功能。猕猴桃含有的血清促进素还具有稳定情绪心情的作用。 |

搭配宜忌

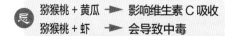

宜
猕猴桃 + 橙子 → 可预防关节磨损
猕猴桃 + 薏米 → 可抑制癌细胞

忌
猕猴桃 + 黄瓜 → 影响维生素 C 吸收
猕猴桃 + 虾 → 会导致中毒

桑葚猕猴桃奶

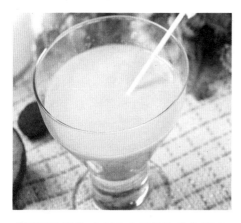

【材料】桑葚 80 克，猕猴桃 1 个，牛奶 150 毫升

【做法】

① 将桑葚洗干净；猕猴桃洗干净，去掉外皮，切成大小适中的块。

② 将桑葚、猕猴桃放入果汁机内，加入牛奶，搅拌均匀即可。

【调理功效】 本品富含果胶和维生素 C，可抑制胆固醇在动脉内壁的沉积，有助于防治动脉硬化，还可改善心肌功能。

包菜猕猴桃柠檬汁

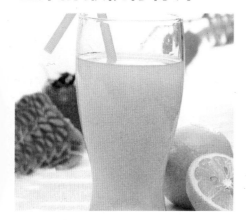

【材料】包菜 150 克，猕猴桃 2 个，柠檬半个

【做法】

① 将包菜放进清水中彻底洗干净，再卷成卷。

② 猕猴桃洗净，去皮，切成块；柠檬洗净，切片。

③ 将所有材料放入榨汁机中榨汁即可。

【调理功效】 本品能有效降低血中胆固醇浓度，软化血管，预防心脑血管疾病。非常适合高血脂、肥胖等患者食用。

橙子

【别名】黄果、香橙、蟹橙、金球

【性味归经】性凉，味甘、酸，归肺、脾、胃经

橙子含有大量维生素 C 和胡萝卜素，可以抑制致癌物质的形成，降低胆固醇和血脂，还能软化和保护血管，促进血液循环。

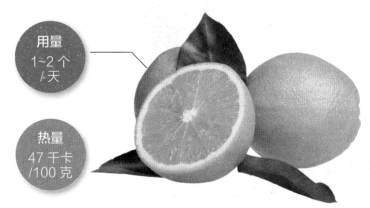

用量
1~2 个/天

热量
47 千卡/100 克

选 购 保 存

橙子要选正常成色的，看表皮的皮孔，好橙子表皮皮孔较多，摸起来比较粗糙。置于阴凉干燥处可保存 1 ~ 2 周，置于冰箱可保存更长时间。

食 用 建 议

高血压、高血脂、心脑血管疾病、流感等患者，以及胸膈满闷、恶心欲吐、瘿瘤之人及饮酒过多、宿醉未消之人可经常食用橙子；但糖尿病患者不宜常食橙子。

食疗作用

橙子有化痰、健脾、温胃、助消化、增食欲、增强毛细血管任性、降低血脂等功效。经常食用能保持皮肤湿润，强化免疫系统，有效防止流感等病毒的侵入。

搭配宜忌

宜
橙子 + 蜂蜜 ➡ 可治胃气不和
橙子 + 玉米 ➡ 降低血压

忌
橙子 + 黄瓜 ➡ 破坏维生素 C
橙子 + 虾 ➡ 会产生毒素

韭菜香瓜柳橙汁

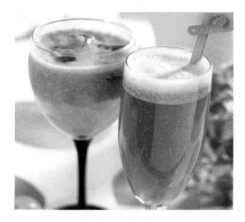

【材料】 韭菜 70 克，香瓜 80 克，柳橙 1 个，柠檬 1 个

【做法】

① 柠檬洗净，切块；柳橙去囊和子；香瓜去皮和种子；切块。

② 韭菜折弯曲后备用。

③ 将柠檬、柳橙、韭菜和香瓜交错放入榨汁机里榨成汁即可。

【调理功效】 本品能增强毛细血管的弹性，可有效降低血中胆固醇，高脂血症者常食本品可改善全身症状。

柳橙汁

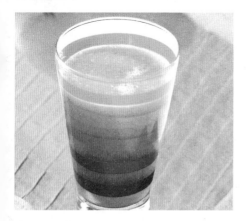

【材料】 柳橙 2 个

【做法】

① 柳橙用水洗净，切成两半。

② 用榨汁机挤压出柳橙汁。

③ 把柳橙汁倒入杯中即可。

【调理功效】 本品对降低和调节血压很有帮助，其中所含有的橙皮苷对周围血管具有明显的扩张作用。

西瓜

【别名】寒瓜、夏瓜

【性味归经】性寒，味甘，归心、胃、膀胱经

西瓜营养丰富，但不含胆固醇和脂肪，所以不会影响到血脂的升高，西瓜富含钾以及多种可降脂降压的成分，能有效平衡血脂、调节心脏功能，有效预防冠心病、动脉硬化等症。

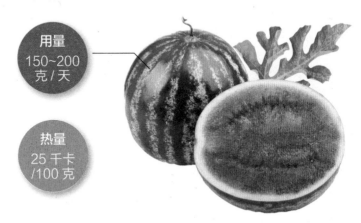

用量 150~200 克/天

热量 25 千卡 /100 克

选 购 保 存

瓜皮表面光滑、花纹清晰，用手指弹瓜可听到"嘭嘭"声的是熟瓜。未切开时可低温保存5天左右，切开后用保鲜膜裹住，放入冰箱，可低温保存3天左右。

食 用 建 议

慢性肾炎、高血压、黄疸肝炎、胆囊炎、膀胱炎、水肿、发热烦渴或急性病高热不退、口干多汗、口疮等症患者可经常食用西瓜。但脾胃虚寒、寒积腹痛、慢性肠炎、胃炎属于虚冷体质的人以及糖尿病患者要慎食。

食疗作用

西瓜具有清热解暑、除烦止渴、降压美容、利水消肿等功效。西瓜富含多种维生素，具有平衡血压、调节心脏功能、预防癌症的作用，可以促进新陈代谢，有软化及扩张血管的功能。常吃西瓜还可以使头发秀丽稠密。

搭配宜忌

宜
西瓜 + 冬瓜 → 可降压、清热、利尿
西瓜 + 鳝鱼 → 可清热利尿、祛风湿

忌
西瓜 + 海虾 → 会引起呕吐、腹泻等反应
西瓜 + 羊肉

胡萝卜西瓜汁

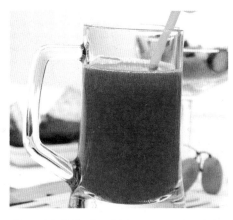

【调理功效】本品清热泻火、利尿降脂，常食本品可有效降低血脂、血压，尤其适合内火旺盛的高血脂患者食用。

【材料】胡萝卜 200 克，西瓜 300 克，蜂蜜、柠檬汁各适量

【做法】

① 将西瓜去皮、子；将胡萝卜洗净，切块。

② 将西瓜和胡萝卜一起放入榨汁机中，榨成汁。

③ 加入蜂蜜与柠檬汁，拌匀即可。

解暑西瓜汤

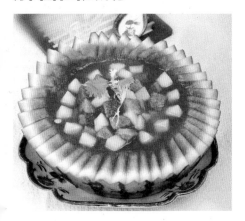

【调理功效】本品可减少肠道内脂肪和胆固醇的堆积，非常适合尿道涩痛、湿热泻痢、高血脂、高血压等患者食用。

【材料】西瓜 250 克，苹果 100 克，白糖 50 克，水淀粉 10 克

【做法】

① 将西瓜、苹果洗净，去皮切成丁。

② 净锅上火倒入水，调入白糖烧沸。

③ 加入西瓜、苹果，用水淀粉勾芡即可。

香蕉

【别名】蕉果、甘蕉

【性味归经】性寒，味甘，归脾、胃、大肠经

香蕉中富含大量的膳食纤维和维生素 C，可促进胃肠蠕动，减少肠道对胆固醇的吸收，有效防治便秘；还富含钾，有利水减肥、降压的作用，适合高血脂以及肥胖的患者食用。

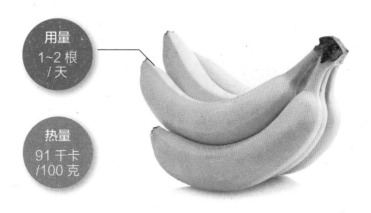

用量
1~2 根
/天

热量
91 千卡
/100 克

选 购 保 存

果皮颜色黄黑泛红，稍带黑斑，表皮有皱纹的香蕉风味最佳。香蕉手捏后有软熟感的一定是甜的。香蕉买回来后，最好用绳子穿起来，挂在通风处。

食 用 建 议

口干烦渴、大便干燥难解、痔疮、肛裂、大便带血、恶性肿瘤患者，上消化道溃疡、肺结核、顽固性干咳者、高血压、冠心病、动脉硬化者和中毒性消化不良者可经常食用；但慢性肠炎、虚寒腹泻、糖尿病、胃酸过多者不宜食用。

食疗
作用

香蕉具有清热、通便、解酒、降血压、抗癌之功效。香蕉富含纤维素，可润肠通便，对于便秘、痔疮患者大有益处，所含的维生素 C 是天然的免疫强化剂，可抵抗各类感染。

搭配宜忌

宜
香蕉 + 西瓜皮 → 可治疗高血压
香蕉 + 芝麻 → 补益心脾、养心安神

忌
香蕉 + 菠萝 → 引起腹泻
香蕉 + 芋头 → 造成胃胀痛

香蕉苦瓜苹果汁

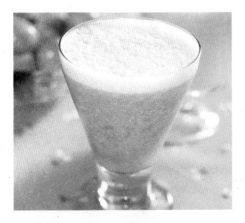

【材料】香蕉 1 根，苦瓜 100 克，苹果 50 克，水 100 毫升

【做法】

① 香蕉去皮，切成小块；苹果洗净，去皮，去核，切小块。

② 将苦瓜洗净去子，再切成大小适当的块。

③ 将全部材料放入搅拌机内搅打成汁。

【调理功效】本品可减少低密度脂蛋白及三酰甘油含量，增加高密度脂蛋白含量，可有效降低血中胆固醇。

香蕉燕麦牛奶

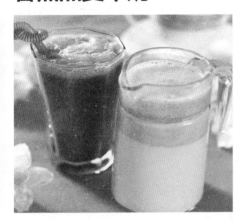

【材料】香蕉 1 根，燕麦 80 克，牛奶 200 毫升

【做法】

① 将香蕉去皮，切成小段。

② 燕麦洗净。

③ 将香蕉、燕麦、牛奶放入榨汁机内，搅打成汁即可。

【调理功效】本品有降低心血管和肝脏中的胆固醇、三酰甘油的作用，常食本品有助于防治高血压、高血脂。

杏仁

【别名】杏核仁、杏子、木落子

【性味归经】性微温，味甘、酸，归肺经

杏仁不含胆固醇，但含有丰富的黄酮类和多酚类物质，这种成分不但能够降低人体内胆固醇的含量，还能显著降低高血压、心脑血管疾病和很多慢性病的发病危险。

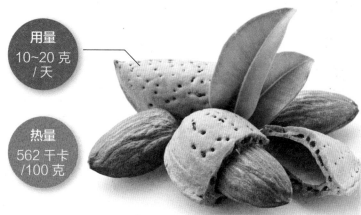

用量
10~20 克
/天

热量
562 千卡
/100 克

选 购 保 存

宜选购壳不分裂，不发霉或染色的杏仁，购买的杏仁颜色要均匀统一，此外，优质新鲜的杏仁气味香甜，杏仁宜放在密封的盒子里。

食 用 建 议

干咳无痰、肺虚久咳及便秘、因伤风感冒引起的多痰、咳嗽气喘、大便燥结、高血压、高血脂、动脉粥样硬化等患者可经常食用杏仁；但产妇、婴儿、糖尿病患者不宜食用杏仁。

食疗作用

杏仁有生津止渴、润肺定喘的功效，可用于治疗热病伤津、口渴咽干、肺燥喘咳等症。此外，苦杏仁经酶水解后产生氢氰酸，对呼吸中枢有镇静作用，是一味可止咳化痰的中药材。

搭配宜忌

宜
杏仁 + 菊花 → 可疏风散热
杏仁 + 桑叶 → 降低血脂、血压

忌
杏仁 + 小米 → 易引起呕吐、腹泻
杏仁 + 板栗 → 易引起胃胀、胃痛

杏仁哈密汁

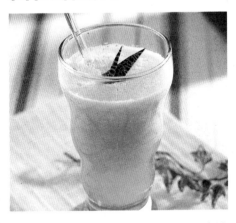

【调理功效】本品具有润肺止咳、生津止渴、润肠降脂的功效，适合口干咽燥的患者以及高血脂、便秘等患者食用。

【材料】杏仁 30 克，哈密瓜 300 克，开水适量

【做法】

① 哈密瓜用水洗净，去皮后切成块。

② 将杏仁、哈密瓜倒入榨汁机，加少量开水榨出汁。

③ 把汁倒入杯中即可饮用。

杏仁芝麻羹

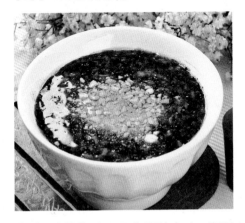

【调理功效】本品具有润肺止咳、润肠通便、排毒降脂等功效，适合咳嗽痰多、便秘、高血脂、老年痴呆等患者食用。

【材料】黑芝麻 50 克，杏仁 30 克，糯米 300 克，冰糖适量

【做法】

① 糯米、杏仁均泡发洗净；将黑芝麻下锅用小火炒香，然后撵碎。

② 将糯米冷水下锅用大火熬 10 分钟，之后放黑芝麻、杏仁。

③ 慢慢搅拌，20 分钟后放冰糖即可。

花生

【别名】长生果、长寿果、落花生

【性味归经】性平，味甘，归脾、肺经

花生中的某些维生素和微量元素有着很好的降低血压、软化血管的作用，还对保护血管、防治高血压以及心血管疾病大有益处。

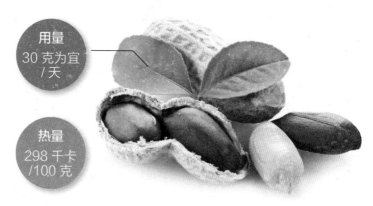

用量
30 克为宜
/天

热量
298 千卡
/100 克

选 购 保 存

以果荚呈土黄色或白色、色泽分布均匀一致为宜。果仁以颗粒饱满、形态完整、大小均匀、肥厚而有光泽、无杂质为好。应晒干后放在低温、干燥处保存。

食 用 建 议

一般人皆可食用花生，尤其适合营养不良、脾胃失调、燥咳、反胃、脚气病、咳嗽痰喘、乳汁缺乏、高血压、咳血、血尿、鼻出血、牙龈出血的患者食用；但胆囊炎、慢性胃炎、慢性肠炎、脾虚便溏患者不宜食用。

| 食疗作用 | 花生可以促进人体的新陈代谢、增强记忆力，可益智、抗衰老、延长寿命。此外，花生还具有止血功效，其外皮含有可对抗纤维蛋白溶解的成分，可改善血小板的质量。而且花生对于预防心脏病、高血压、脑溢血、前列腺肥大等病症也有食疗作用。 |

搭配宜忌

宜　花生＋红酒 ➙ 保护心脏、畅通血管
　　花生＋醋 ➙ 增食欲、降血压

忌　花生＋螃蟹 ➙ 导致肠胃不适
　　花生＋黄瓜 ➙ 导致腹泻

莲子红枣花生汤

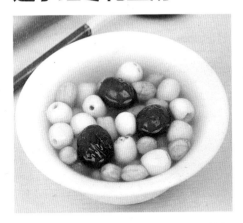

【材料】莲子 100 克，花生 50 克，红枣 5 枚，冰糖 55 克

【做法】
① 将莲子、花生、红枣分别用清水洗净备用。
② 锅上火倒入水，下入莲子、花生、红枣炖熟。
③ 撇去浮沫，调入冰糖即可。

【调理功效】本品具有清心安神、益肾固精、降脂润肠等功效，适合心烦失眠、遗精滑泄、便秘、高血脂等患者食用。

龙眼花生汤

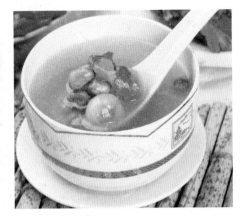

【材料】龙眼 10 枚，生花生 100 克，糖适量

【做法】
① 将龙眼去壳，取肉备用。
② 生花生用清水洗净，再放入水中浸泡 20 分钟，捞起备用。
③ 锅中加水，将龙眼肉与花生一起下入，煮 30 分钟后加糖调味即可。

【调理功效】本品能养血健脾、益智补脑、安神助眠，适合高脂血症患者伴失眠健忘、面色无华、体虚便秘等症者食用。

生姜

【别名】姜、姜根、因地辛

【性味归经】性温，味辛；归肺、脾、胃经

生姜的提取物能引起血管运动中枢及交感神经的反射性兴奋，促进血液循环，降低血压，可有效预防高血压及心脑血管疾病的发生。

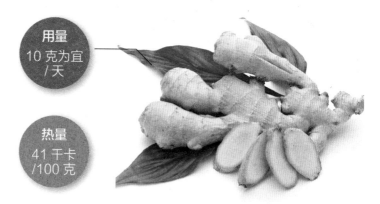

用量
10 克为宜/天

热量
41 千卡/100 克

选 购 保 存

挑选生姜颜色应挑本色淡黄的，用手捏肉质坚挺、不酥软、姜芽鲜嫩的，同时还可用鼻子嗅一下，有淡淡的硫黄味的生姜不宜购买。生姜宜放冰箱冷藏保存。

食 用 建 议

伤风感冒、寒性痛经、晕车晕船、糖尿病、呕吐者及阳虚型高血压患者可经常食用生姜。不要吃腐烂了的生姜，因为腐烂的生姜会产生一种毒性很强的物质，可使肝细胞变性坏死，诱发肝癌、食管癌等癌症。

食疗作用	生姜有发表、散寒、止呕、开痰的功效。常用于脾胃虚寒、食欲减退、恶心呕吐或痰饮呕吐胃气不和的呕吐、风寒或寒痰咳嗽、感冒风寒、恶风发热、鼻塞头痛等病症。

搭配宜忌

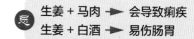

宜
生姜 + 红糖 ➡ 可预防感冒
生姜 + 醋 ➡ 可降血脂、血压

忌
生姜 + 马肉 ➡ 会导致痢疾
生姜 + 白酒 ➡ 易伤肠胃

姜泥猪肉

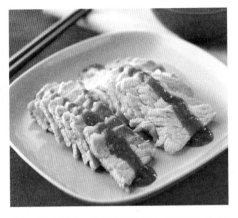

【材料】猪后腿瘦肉 80 克，生姜 10 克，醋 5 毫升，无盐酱油 5 毫升

【做法】

① 猪后腿瘦肉洗净，放入滚水煮沸，转小火煮 15 分钟，再浸泡 15 分钟，取出，用冰水冲凉备用。

② 生姜去皮、磨成泥状，加入无盐酱油、醋拌匀，即成酱汁。

③ 猪后腿瘦肉切成片摆盘，淋上酱汁即可。

【调理功效】本品能引起血管运动中枢及交感神经的反射性兴奋，促进血液循环，预防心脑血管疾病的发生。

姜丝红薯

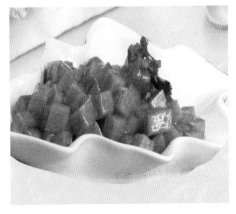

【材料】红薯 500 克，姜丝适量，酱油 5 毫升，盐、味精各 5 克，水淀粉 10 毫升，食用油适量

【做法】

① 红薯去皮，洗净切块。

② 锅中油烧热，将红薯块投入油锅，炸至呈金黄色且外皮脆时捞出沥油。

③ 锅留底油，先放姜丝炝锅，再将红薯倒进锅内，加适量清水，调入酱油、盐、味精，焖至红薯入味，用水淀粉勾芡即可。

【调理功效】本品有促进血液循环的作用，红薯还含有果胶及淀粉，有改善血管功能、降低胆固醇水平的作用。

大蒜

【别名】葫、葫蒜

【性味归经】性平，味甘，归肺、脾经

大蒜中所含的大蒜素具有降血脂及预防冠心病和动脉硬化的作用，还有预防体内瘀血的作用，可用于防止血栓形成，减少心脑血管栓塞，适合高血脂患者食用。

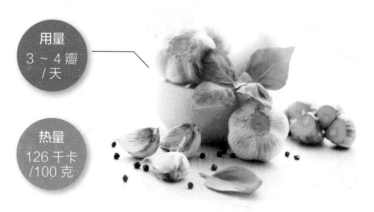

用量
3~4瓣
/天

热量
126千卡
/100克

选 购 保 存

以瓣种外皮干净、带光泽、无损伤和烂瓣的为上品。常温下可将蒜放网袋中，悬挂在通风处。

食 用 建 议

大蒜的食疗价值较高，对于很多病症都有很好的食疗作用，无消化道疾病者都可以食用大蒜。大蒜还能使胃酸分泌增多，而且辣素有刺激作用，所以有胃肠道疾病特别是有胃溃疡和十二指肠溃疡的人不宜吃大蒜。

食疗作用	大蒜中含有一种叫作硫化丙烯的辣素，具有杀菌作用，可以在一定程度上预防流感、细菌性痢疾，防止伤口感染，治疗感染性疾病和驱虫。大蒜可帮助保持体内某种酶的适当数量而避免出现高血压，是天然的降压药物。

搭配宜忌

宜　大蒜 + 黄瓜 ➡ 可促进胆固醇的代谢
　　大蒜 + 醋 ➡ 可治疗痢疾、肠炎

忌　大蒜 + 芒果 ➡ 会导致肠胃不适
　　大蒜 + 鲫鱼

蒜蓉菜心

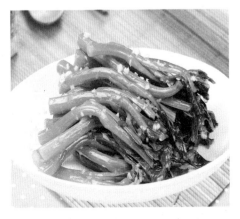

【材料】 菜心 400 克，蒜蓉 30 克，香油 5 毫升，盐、鸡精、食用油各适量

【做法】

① 将菜心洗净，入沸水锅中加少许盐焯水至熟。

② 炒锅注油烧热，放入蒜蓉炒香。

③ 加入鸡精、香油、盐，起锅倒在菜心上即可。

【调理功效】 本品有降低血脂、血压，预防血栓形成，减少脑血管栓塞的作用，能够有效地防治冠心病及动脉硬化。

大蒜炒马蹄

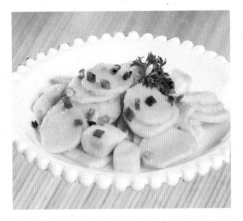

【材料】 马蹄 200 克，大蒜 100 克，盐、味精、食用油各适量

【做法】

① 将马蹄洗净，切片，放入沸水中焯一下，沥干水分；大蒜洗净，切碎。

② 锅放火上，加油烧热后，放入马蹄片急速煸炒。

③ 放入大蒜，加盐、味精煸炒几下即可。

【调理功效】 本品有降低血压、血脂的作用，大蒜还有预防体内瘀血以及杀菌的作用，可以在一定程度上预防流感。

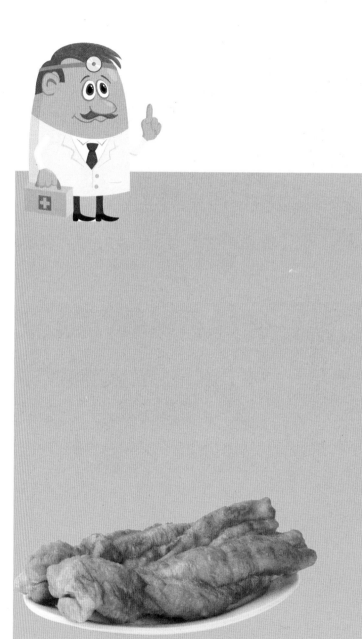

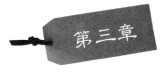

第三章

忌吃食物的清单

　　为什么高血脂患者饮食有禁忌呢？让我们先读懂以下关键词。

　　胆固醇：胆固醇又称"胆甾醇"，假如一个人的饮食中动物脂肪与胆固醇摄入过量，则会直接升高血液中的血脂，形成高脂血症。

　　三酰甘油：三酰甘油高会导致血液黏稠，沉积在血管壁上，形成小斑块，引起动脉粥样硬化，这也是三酰甘油高危害的最直接体现。

　　本章所罗列出来的 48 种忌吃食物均说明了其不能吃的原因。将每种食物所含的营养物质含量在同类食物中做比较，确定每一种元素的正常含量范围，若某种元素的含量超出同类食物的正常含量范围，且对高血脂患者或各种并发症病情不利，即被视为超标；若某种身体所需的营养元素大量流失或者未达到正常摄取的范围，即视为未达标。超标含量表中的正常范围为相对概念，实际含量均超出或未达到正常值范围，供读者作参考用。

猪脑

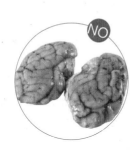

小提示： 高胆固醇者、冠心病患者、高血压患者均忌吃猪脑。

不宜吃的原因：

1.猪脑中的胆固醇含量极高，食用后可使血液中的胆固醇水平升高，故高血脂患者不宜食用。

2.猪脑性寒，脾胃功能较弱的高血脂患者如食用过多，容易引起腹泻等。

3.高血压患者如果长期食用猪脑可能引发冠心病，导致脑卒中。

五花肉

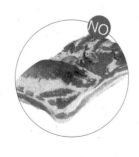

小提示： 风邪偏盛者以及冠心病、高血压等患者忌食猪肉。

不宜吃的原因：

1.肥肉中含有大量的饱和脂肪酸，常吃肥肉会使人发胖，血清胆固醇升高，故不适宜高血脂患者。

2.瘦肉中的饱和脂肪酸虽较低，但含有较多蛋氨酸，蛋氨酸在一些酶类的催化作用下会产生同型半胱氨酸，直接损害动脉血管壁的内皮细胞，促使血脂沉积，从而引发动脉粥样硬化。

猪肾

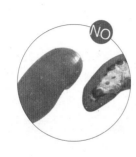

小提示： 高血脂患者忌食猪肾。猪肾忌与茶树菇同食，会影响吸收。

不宜吃的原因：

1.猪肾属于高胆固醇食物，每100克猪肾中含有354毫克胆固醇，高血脂患者不宜食用。

2.猪肾性寒，高血脂患者多为中老年人，肠胃功能相对较弱，如进食过多，容易引起腹泻等症状。

猪心

小提示： 猪心适合精神分裂症者食用。高胆固醇血症者忌食。

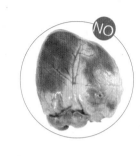

不宜吃的原因：

1.猪心虽然有补心安神的功效，但是它的胆固醇含量较高，食用后可使血浆中的胆固醇浓度增高。

2.研究证明，长期大量食用猪心等动物内脏可大幅度地增加患心血管疾病的风险。

猪肝

小提示： 高血压、肥胖症、冠心病患者均不宜食用猪肝。

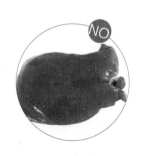

不宜吃的原因：

1.猪肝中胆固醇含量较高，多食可使血液中的胆固醇水平升高，导致胆固醇在动脉壁上沉积，诱发动脉硬化、冠心病等。

2.长期大量食用猪肝会使维生素A过多积聚，从而出现恶心、呕吐、头痛、嗜睡等中毒现象，久之还会损害肝脏，导致骨质疏松、毛发干枯、皮疹等。

羊肝

小提示： 高血脂患者不宜食用。

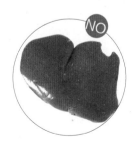

不宜吃的原因：

1.羊肝属于高胆固醇食物，每100克羊肝中含有349毫克胆固醇，食用后可使血液中的胆固醇水平升高，不利于高血脂患者病情。

2.羊肝中的维生素A含量极其丰富，长期大量食用容易导致维生素A过多症，出现头痛、恶心、呕吐、嗜睡、视物模糊等症状。

羊骨髓

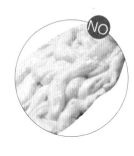

小提示：
羊骨髓适合虚劳羸瘦、久痢者食用，宿有热者不可食。

不宜吃的原因：

羊骨髓有养血滋阴、补精益髓的功效，但是其热量以及其中的胆固醇含量较多，过多食用可使血液中的胆固醇水平升高，加重高血脂病情，甚至引发高血压、动脉硬化、冠心病等心脑血管并发症，高血脂患者应控制胆固醇的摄入，尽量不吃或少吃羊骨髓。

牛骨髓

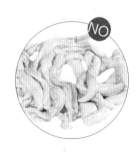

小提示：
湿热、阴虚体质不宜食用，虚热体质、常年多病者应少食。

不宜吃的原因：

1.牛骨髓中的胆固醇含量颇高，多食容易引发动脉硬化等心脑血管疾病，高血压、高血脂患者均应尽量不吃或少吃。

2.中医认为，大多数的高血脂是由于痰湿瘀阻在中焦所致，而牛骨髓为滋腻之品，容易助湿生痰，高血脂患者食用后会加重病情。

鸡肉

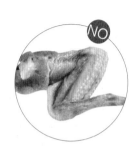

小提示：
内火偏旺、感冒发热、肥胖症、高血压者均忌食鸡肉。

不宜吃的原因：

1.鸡汤里含有大量的饱和脂肪酸，饱和脂肪酸可使血液中的低密度脂蛋白胆固醇增加，堆积在血管壁上，从而发生高血压、动脉硬化等并发症。

2.鸡肉含有较多的蛋白质，且为动物性蛋白。过多摄入动物性蛋白会使血压发生波动，这对于高血脂患者尤其是并发有高血压的患者是十分不利的。

鸡肝

小提示：

肝虚目暗、视力下降、夜盲症、佝偻病患者可常食鸡肝。

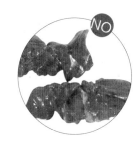

不宜吃的原因：

1.鸡肝属于高胆固醇食物，每100克鸡肝中含有356毫克胆固醇，食用后容易使血清中的胆固醇浓度升高，加重高血脂病情。

2.鸡肝的维生素A含量极高，多食可致维生素过多症，易出现头痛、恶心、呕吐、视像模糊等中毒症状，久之还可能导致肝损害。

鸡爪

小提示：

适合妇女产后食用，能促进乳汁分泌，有利子宫恢复。

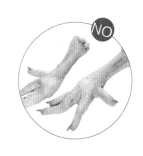

不宜吃的原因：

鸡爪的脂肪含量很高，过多摄入会使多余的脂肪储存在皮下组织，或是沉积在血管壁，阻塞血管，造成血液中的胆固醇过多，使得血脂升高，加重高血脂病情，还可引起动脉粥样硬化，导致冠心病、脑血管病等。过多的脂肪摄入还会导致糖代谢紊乱，从而诱发糖尿病。

扒鸡

小提示：

食用后可使血清的胆固醇水平升高，高血脂患者应忌吃。

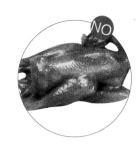

不宜吃的原因：

1.扒鸡的热量很高，高血脂患者食用后不利于体重的控制。

2.扒鸡中的含钠量极高，渗透压的改变使钠、水潴留，从而使血容量增加、回心血量增加，使血压升高，诱发高血压，加重高血脂病情。

烤鸭

小提示：

肥胖、动脉硬化者应少食烤鸭，感冒者应忌食。

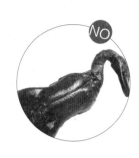

不宜吃的原因：

1.烤鸭中的热量和脂肪含量均很高，过量食用容易引起肥胖，不利于体重控制，同时也容易引发动脉硬化、冠心病等心血管并发症。

2.有部分烤鸭的不规范的制作过程中可能产生可致癌的亚硝酸盐物质，对高血脂患者不利。

鹅肉

小提示：

高血压、动脉硬化、顽固性皮肤疾病患者忌食鹅肉。

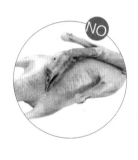

不宜吃的原因：

1.鹅肉的热量较高，摄入过多容易引起肥胖，高血脂患者需要控制体重，不适宜多吃。

2.鹅肉的脂肪含量很高，特别是皮中含有的饱和脂肪酸可使血液中的三酰甘油和胆固醇水平升高，故高血脂患者应尽量不吃或少吃。

腊肉

小提示：

老年人忌食，胃和十二指肠溃疡患者禁食。

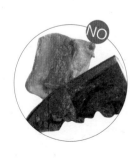

不宜吃的原因：

1.腊肉多用五花肉制成，其热量和脂肪含量都非常高，食用后容易引起血脂升高、肥胖，导致动脉粥样硬化、冠心病等疾病。

2.腊肉中的含钠量很高，高血脂患者过食，会使血压升高，使身体出现水肿等，长期食用还会诱发高血压病。

腊肠

高血脂、高血压患者，肥胖者等不宜吃腊肠。

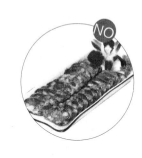

不宜吃的原因：

1.腊肠中肥肉比例高达50%以上，热量极高，食用后不利于体重的控制，高血脂患者尤其是并发肥胖者不适宜吃。

2.腊肠中的含钠量很高，高血脂患者过多食用容易导致血压升高，诱发高血压病。

香肠

肥胖者，高血脂、心血管疾病患者等不宜吃香肠。

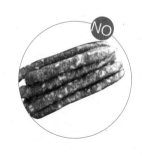

不宜吃的原因：

1.香肠中含有的热量和脂肪均很高，食用后可使血脂升高，引发肥胖，还有可能引发心血管并发症。

2.香肠中含有的钠极高，对于高血脂并发高血压病的患者来说尤为不利，需忌食。

午餐肉

肥胖者、儿童、孕妇、糖尿病患者不可食用。

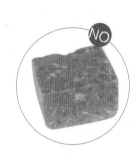

不宜吃的原因：

1.午餐肉是以鸡肉或猪肉为原料，加入一定量的淀粉和辛香料加工制作而成的，其热量和脂肪含量都较高，高血脂患者不宜食用。

2.午餐肉的含钠量较高，食用后容易引起血压升高，诱发高血压病，高血脂并发高血压病者尤其要谨慎。

熏肉

小提示：

糖尿病、高血压患者均不适宜食用熏肉。

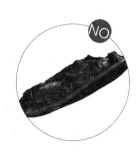

不宜吃的原因：

1.熏肉的热量很高，食用后可引起肥胖，不利于体重的控制，高血脂患者不宜吃。

2.熏肉在制作过程中加入了很多盐腌渍，大量摄入可引起血压升高，对于并发有高血压病的高血脂患者尤为不利，且熏肉在制作过程中可能产生致癌的亚硝酸盐，对高血脂病情不利。

鸭蛋

小提示：

高血压、动脉硬化患者以及肾炎病人忌食鸭蛋。

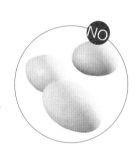

不宜吃的原因：

1.鸭蛋中的脂肪含量较高，高血脂患者不宜多食，否则可引起血脂升高、体重增加。

2.鸭蛋中的胆固醇含量很高，每100克中含有565毫克胆固醇，食用后容易使血清胆固醇水平升高，还可能诱发动脉硬化、冠心病等心血管并发症。

松花蛋（鸡蛋）

小提示：

经常食用松花蛋会引起铅中毒，导致贫血、失眠等症状。

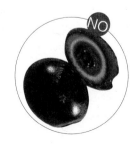

不宜吃的原因：

1.松花蛋（鸡蛋）的胆固醇含量很高，食用后可使血清的胆固醇水平升高，加重高血脂患者的病情。

2.松花蛋（鸡蛋）中低密度脂蛋白胆固醇在血管内壁的堆积，可引发动脉硬化、冠心病等并发症。

松花蛋（鸭蛋）

小提示：

脾阳不足、心血管病、肝肾疾病患者忌食松花蛋。

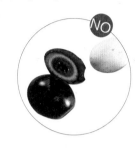

不宜吃的原因：

1.松花蛋（鸭蛋）中的胆固醇含量很高，食用后可使血清胆固醇水平升高，故高血脂患者应忌吃。

2.松花蛋（鸭蛋）在加工制作过程中加入了大量的盐腌渍，摄入过多对心血管不利，容易使血压升高，诱发高血压病。

鹅蛋

小提示：

低热不退、动脉硬化、气滞者忌食鹅蛋。

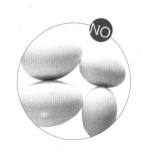

不宜吃的原因：

1.鹅蛋的脂肪含量高于其他蛋类，多食可引起肥胖和血脂升高，高血脂患者慎食。

2.鹅蛋属于高胆固醇食物，每100克中含有704克胆固醇，容易使高血脂患者的血清胆固醇水平升高，不利于其病情。

鹌鹑蛋

小提示：

脑血管病人均不适宜食用鹌鹑蛋。

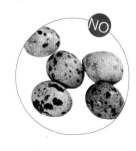

不宜吃的原因：

1.鹌鹑蛋属于高胆固醇食物，每100克中含胆固醇的量为515毫克，食用后容易使血清胆固醇水平升高，不利于高血脂病情。

2.鹌鹑的脂肪含量较高，食用过多容易引起血脂升高、体重增加，故高血脂患者应慎食。

糯米

小提示：

儿童及糖尿病、体虚过重、肾脏病患者忌食糯米。

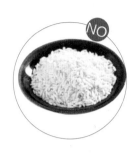

不宜吃的原因：

1.糯米的热量非常高，过多食用容易引起肥胖，不利于高血脂患者体重的控制。

2.糯米，特别是冷的糯米制品的黏度较高，不易被磨成"食糜"而被人体消化吸收，所以肠胃功能不好的高血脂患者要慎用。

锅巴

小提示：

糖尿病患者以及干燥综合征者不宜食用锅巴。

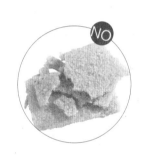

不宜吃的原因：

1.锅巴含有的碳水化合物和脂肪的量都很高，而水分含量很低，会使血脂上升，加重高血脂的病情。

2.锅巴经油炸而成，含有较多的油脂，热量极高，一来可升高血脂，二来不容易消化，不适宜胃肠功能较弱者。

鲍鱼

小提示：

痛风、感冒、发热、喉咙痛的患者忌食鲍鱼。

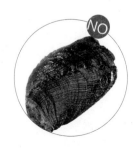

不宜吃的原因：

1.鲍鱼中胆固醇含量较高，高血脂患者不宜食之。

2.鲍鱼含钠量极高，食用后易造成血压升高，引发心脑血管并发症，并发有高血压病的高血脂患者尤其要注意。

3.鲍鱼肉难消化，肠胃功能较弱的高血脂患者应慎食。

鱿鱼

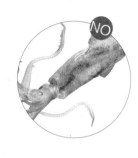

小提示：内分泌失调、甲状腺功能亢进、脾胃虚寒、过敏性体质者忌食鱿鱼。

不宜吃的原因：

1.鱿鱼（干）的热量较高，高血脂患者不宜过多食用，否则过多的热量摄入会在体内转化成脂肪，使血液中的脂肪含量和胆固醇含量升高。

2.鱿鱼（干）的胆固醇含量极高，每100克中含有871毫克胆固醇，食用后容易使血清胆固醇水平升高，且其热量较高，不利高血脂患者体重的控制。

鲱鱼

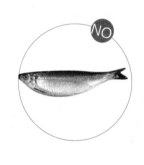

小提示：鲱鱼富含油脂，因此心脑血管疾病患者忌食。

不宜吃的原因：

1.鲱鱼的热量较高，过多的热量摄入可在体内转化为脂肪，使血脂升高。

2.鲱鱼富含油脂，食用后容易使血脂升高，使体重增加，不利于高血脂患者病情。

3.市售的鲱鱼多经过腌制加工，在腌制过程中由于加入盐、酱料等，使成品的含钠量很高，并发有高血压病的高血脂患者要慎食。

蟹黄

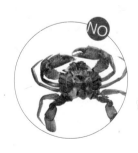

小提示：蟹黄含有较高含量的油脂和胆固醇，高血脂患者忌吃蟹黄。

不宜吃的原因：

蟹黄中胆固醇的含量非常高，可使血清胆固醇水平升高，过量的胆固醇堆积在血管内皮下，还可形成脂斑，甚至引发冠状动脉粥样硬化等，对于高血脂患者十分不利，所以高血脂患者应忌食。

虾皮

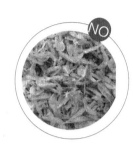

小提示：

虾皮上火者、宿疾者不适宜食用虾皮。

不宜吃的原因：

1.虾皮属于高胆固醇食物，每100克中含有428毫克胆固醇，容易升高血清胆固醇水平，高血脂患者不宜食用。

2.虾皮中的含钠量极高，达到5%以上，容易发生水钠潴留，引起水肿、血压升高，对于并发高血压病的高血脂患者尤其不适宜。

鱼子

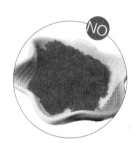

小提示：

孩子多吃鱼子无妨，但老人忌吃鱼子。

不宜吃的原因：

1.鱼子胆固醇含量很高，不但可使血清胆固醇水平升高，而且低密度胆固醇在血管内皮的堆积还可诱发动脉硬化、冠心病等心血管并发症。

2.鱼子虽然很小，但是很难煮透，食用后也很难消化，肠胃功能不好的高血脂患者要忌吃。

榴莲

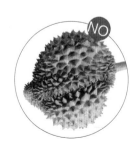

小提示：

糖尿病患者、肾病及心脏病患者不宜食用榴莲。

不宜吃的原因：

1.榴莲的含糖量很高，过量的糖分摄入会在体内转化为内源性三酰甘油，使血清三酰甘油浓度升高，故高血脂患者应尽量不吃或少吃。

2.榴莲属于高脂水果，含有大量的饱和脂肪酸，多吃会使血液中的总胆固醇含量升高，加重高血脂病情。

柚子

腹部寒冷、患高血压的人忌吃柚子。

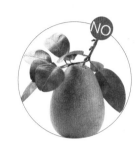

不宜吃的原因：

柚子中含有一种活性物质，对人体肠道的一种酶有抑制作用，从而干扰药物的正常代谢，令血液中的药物浓度升高，高血脂患者需长期服用降脂药，如同时食用柚子，则相当于服用了过量的降脂药，影响血脂的控制，对高血脂病情不利，所以高血脂患者应尽量避免在服用药物期间吃柚子。

椰子

糖尿病、脾胃虚弱、腹痛腹泻、心力衰竭患者不宜吃。

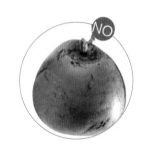

不宜吃的原因：

1.椰子是热量最高的几种水果之一，高血脂患者多食不利于体重的控制。

2.椰子含糖量很高，过量的糖分摄入会在体内转化为内源性三酰甘油，使三酰甘油水平升高，不利高血脂患者病情。

3.椰子中含有大量的饱和脂肪酸，可使血清胆固醇水平升高，高血脂患者宜慎食。

开心果

糖尿病患者及肥胖者忌食开心果。

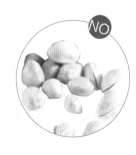

不宜吃的原因：

1.开心果的热量极高，若食用过多，多余的热量会在体内转化为脂肪堆积，容易引起肥胖，不利于高血脂患者体重的控制。

2.开心果的脂肪含量很高，高达53%，食用后可使血脂升高，甚至可引发中风、动脉粥样硬化等心脑血管并发症，加重高血脂的病情。

白酒

小提示：高血压、痛风、冠心病、糖尿病等患者忌饮白酒。

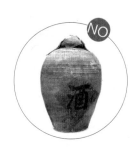

不宜吃的原因：

1.白酒的热量很高，是导致肥胖的重要饮食因素。

2.酒精的最大损害是损害肝脏，导致脂肪肝，严重者还会造成酒精性肝硬化。

3.酒精可抑制脂蛋白脂肪酶，从而使三酰甘油浓度升高，加速动脉粥样硬化，引发心脑血管并发症。

黄油

小提示：肥胖型的高血脂、动脉硬化患者不宜吃黄油。

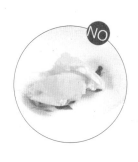

不宜吃的原因：

1.黄油的热量极高，多食不利于体重的控制，尤其肥胖型的高血脂患者要慎食。

2.黄油中饱和脂肪酸和胆固醇的含量很高，容易引发动脉硬化等并发症，高血脂患者不宜食用。

猪油

小提示：老年人、肥胖和心脑血管疾病患者忌食猪油。

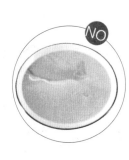

不宜吃的原因：

1.猪油的热量极高，容易使人发胖，不利于高血脂患者体重的控制，肥胖型的高血脂患者尤其要注意。

2.猪油中的饱和脂肪酸和胆固醇的含量均很高，高血脂患者食用后，增加了患动脉硬化等心脑血管并发症的风险。

牛油

小提示：

患高血脂、冠心病者不宜食用牛油。

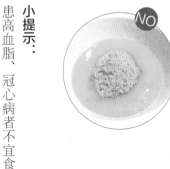

不宜吃的原因：

1.牛油中含有大量的脂肪，热量极高，高血脂患者过多食用容易引发肥胖，不利于体重的控制。

2.牛油中含有大量的胆固醇和饱和脂肪酸，二者可结合沉积在血管内壁，形成脂斑，引发冠心病。

奶油

小提示：

易肥胖者及肠胃虚弱、动脉硬化、冠心病等患者不宜吃。

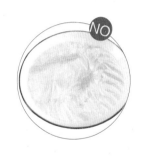

不宜吃的原因：

1.奶油的热量和脂肪含量极高，容易引起肥胖，不利于高血脂患者的血糖控制。

2.奶油中含有大量的胆固醇和饱和脂肪酸，容易结合沉淀于血管壁，引发冠心病等心脑血管并发症。

咖啡

小提示：

冠心病、消化道疾病等患者均不宜饮咖啡。

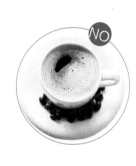

不宜吃的原因：

研究证明，咖啡的热量和脂肪含量均较高，长期饮用大量的煮沸咖啡，咖啡豆里的咖啡白脂等物质可导致血清总胆固醇、低密度脂蛋白胆固醇以及三酰甘油水平升高使血脂过高。喝过咖啡后2小时，血中的游离脂肪酸会增加，血糖会升高，患有高血压、高血脂等慢性疾病者不宜饮用。

巧克力

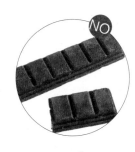

小提示：

糖尿病患者应少吃或不吃巧克力。

不宜吃的原因：

巧克力高糖、高油、高热量，是典型的增肥食物。调查研究表明，肥胖人群中高血脂的患病率比较高，这是因为肥胖的人体内沉积了大量的脂肪酸和胆固醇，很容导致血液中的脂肪与胆固醇水平上升，从而产生高血脂，严重的还会引发心脑血管疾病或中风，所以高血脂患者应尽量不吃或少吃巧克力。

白砂糖

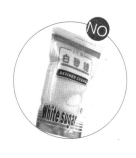

小提示：

冠心病、肥胖者以及动脉硬化者不宜食用白砂糖。

不宜吃的原因：

1.白砂糖中的热量很高，而且几乎没有其他营养成分，多食容易使人肥胖，不利于高血脂患者的体重控制。

2.白砂糖的含糖量极高，且极易为人体吸收，过量的糖类摄入会在体内转化为内源性三酰甘油，使三酰甘油水平升高。

薯片

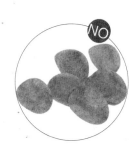

小提示：

肥胖者，糖尿病、冠心病和高脂血症患者最好不吃。

不宜吃的原因：

1.薯片的热量、糖类含量和脂肪含量均较高，食用后容易使人发胖，不利于高血脂患者的体重控制。

2.薯片中含有致癌物丙烯酰胺，过量食用会使丙烯酰胺大量堆积，加大了高血脂患者患癌症的风险。

3.薯片的口味靠盐等调制，食用可使血压升高，可能引发其他心血管疾病。

方便面

小提示： 高血压、心脑血管患者不宜吃方便面。

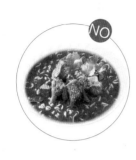

不宜吃的原因：

1.方便面是一种高热量、高脂肪、高糖类的食物，高血脂患者不宜食用。

2.方便面在制作过程中大量使用棕榈油，其含有的饱和脂肪酸可加速动脉硬化的形成。

3.方便面中含钠量极高，食用后可升高血压，引发心脑血管并发症。

比萨

小提示： 高血脂、动脉粥样硬化等心脑血管疾病患者不宜吃比萨。

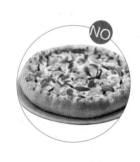

不宜吃的原因：

1.比萨的脂肪含量较高，多食不仅不利于高血脂患者的体重控制，还有可能引发动脉粥样硬化等心脑血管并发症。

2.比萨的原料多有黄油、乳酪等，这些物质都含有大量的饱和脂肪酸和胆固醇，高血脂患者食用可使血脂升高，诱发引发动脉硬化等并发症。

酸菜

小提示： 高血压、高血脂、糖尿病患者不宜吃酸菜。

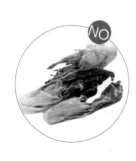

不宜吃的原因：

1.酸菜有增进食欲的功能，不利于高血脂患者体重的控制。

2.酸菜在腌制的过程中，维生素C被大量破坏，长期食用容易会造成营养失衡，对高血脂患者的病情不利。

3.酸菜含有较多亚硝酸盐，食用过多会引起头痛、恶心、呕吐等中毒症状，严重者还可致死。

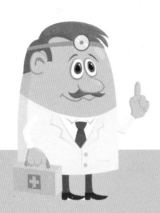
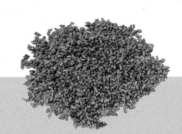
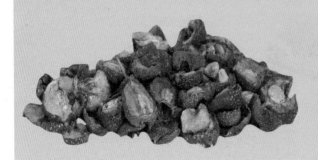

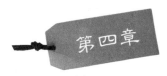

第四章

中医疗法助降脂

　　中医学里对血脂异常虽无明显的记载，但有"肥人形胖气弱""肥人多痰湿"之说。中医认为，由于嗜食肥甘、膏粱厚味食物或酗酒等致聚湿生痰，劳累过度损伤肾脏，忧郁、思虑过度引致气血运行不畅、脾胃损伤从而内生痰湿，素体肥胖、阴虚为高血脂的发病原因。

　　中医可通过"望、闻、问、切"来诊断高血脂，如"望诊"，一般可见患者肥胖、面色红润、脖子粗短、出汗较多，而舌色偏红、舌苔黄腻或少苔；而"闻诊"可通过听患者的声音或洪亮或气若游丝或有痰鸣音来判断。

　　现代的中医学已经研发出多种可用于高血脂治疗的中成药，且不同的中成药针对不同证型的患者，如脂必妥片，有除湿祛痰、活血化瘀的功效，可用于痰瘀阻滞型高脂血症及动脉粥样硬化引起的其他心脑血管疾病的辅助治疗。

一、中医对高血脂的分析

高血脂在中医范畴里被称为"高脂血症"，本节主要介绍高脂血症的发病因素、中医诊断方法等。

1. 中医病机分析

中医有言"肥人多痰湿"，痰浊中阻可致本病。阴虚者多肝肾不足、肝肾阴虚、肝阳偏亢、肝旺克脾，导致脾胃虚弱，不能正常运化水液，从而聚湿生痰，引发高血脂；或劳累过度，损伤肾脏，因生命原动力缺乏而致代谢失调，发为本病。具体来说，主要有以下几种原因：

（1）饮食因素：嗜食肥甘、膏粱厚味（如肥肉、肉皮、奶油等），或嗜酒无度，损伤脾胃，导致脾胃的功能失调，使摄入的食物和水分不能很好地消化、吸收和代谢，从而堆积在

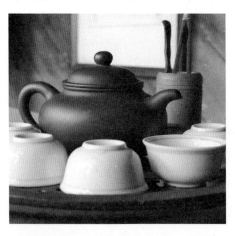

体内化生痰湿，痰湿瘀阻在中焦（一般指脾胃），使水谷精微物质无法输送至全身五脏六腑，酿成本病。

（2）情志因素：长期情志不畅，郁郁寡欢，使得肝失调，气机郁结，导致肝的疏泄失常，气血运行不畅，膏脂布化失度，或思虑过度，伤及脾胃，内生痰湿，从而导致本病。

（3）体质因素：先天禀赋，自幼多脂、素体肥胖或素体阴虚，也是造成本病原因之一。

2. 中医诊断方法

高血脂与高血压一样都属于沉默性疾病，早期一般无特殊症状，患者不去医院检查很难知道自己已患上高血脂，因此，定期检测血中脂质含量是现代人预防高血脂常用的有效措施。但除了检测血中的脂质含量，中医还可通过"望、闻、问、切"四诊的方法来诊断患者是否患有高血脂。

"望诊"是中医中最基本的诊断方法。首先观察患者的形体及面相，一般高脂血症患者形体多肥胖（但也

有极少数患者不胖）。其二面色红润、脖子粗短、出汗较多，较严重者可观察到脸部皮肤表面有斑块或丘疹状黄色结节，患者眼角膜周围有一个白色圆形或淡黄色环形斑，眼周特别是两眼睑内皮肤有呈对称的椭圆形扁平黄色隆起物，严重者全身其他皮肤也可出现此种症状。患者一般舌色偏红，舌苔黄腻或少苔。若有以上种种症状者，即很有可能为高脂血症患者。

"闻诊"包括闻气味、听声音两个方面。高血脂患者一般不会有什么特殊气味，但是在声音方面，高血脂患者或声音洪亮、声如洪钟，或气喘吁吁、气若游丝，还有不少患者说话时喉间发出痰鸣音，若患者又同时符合望诊中的几项症状，那么患高脂血症的可能性就很高了。

"问诊"包括问病人的饮食生活习惯、身体症状、家族史等。高血脂患者多有嗜食肥腻食物、嗜酒、不运

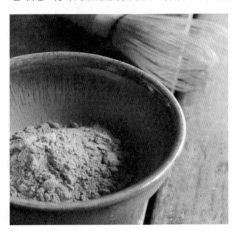

动等饮食生活习惯。高脂血症的遗传概率较高，所以要考虑患者的父母及其兄弟姐妹是否有肥胖症、高脂血症、脂肪肝、中风等病史，如果其家人有这些病史，就要特别注意了。高脂血症初期无明显的症状，到了中后期，身体才会慢慢出现不适的症状，如体重逐渐增加、心悸气短、出汗较多、神疲困倦、头重如裹、头晕头痛等。

"切诊"即为"把脉"。高脂血症患者脉象较为复杂，但多以滑脉、沉脉为典型脉象。滑脉是指按之如盘中滑动的珠子，应指圆滑，往来流利，轻按重按都可取到的脉象；沉脉是脉象较里，需重按才能感应到，轻按几乎摸不到的脉象。

3. 中医治疗原则

中医治疗高血脂的基本原则是以疏导代替压制，不会仅局限在高血脂引起的严重并发症上，而是在控制、降低血脂的同时，还要从整体出发，找到病因，调节并改善患者的整体状况。因此，中医认为通过药物迅速将血脂降下来的治疗方法并不可行，这样治标不治本。

中医根据高血脂的不同证型，采用"因势利导"的方法辨证施治并兼顾整体状况，顺着病情发展的趋势加以引导，通过长期治疗调养，从根本上有效控制高脂血症。

4. 推荐中成药

脂必妥片

【药物组成】山楂、白术、红曲等。

【功效主治】健脾消食、除湿祛痰、活血化瘀。用于痰瘀阻滞型高脂血症及动脉粥样硬化引起的其他心脑血管疾病的辅助治疗。

丹田降脂丸

【药物组成】丹参、三七、川芎、泽泻、人参、当归、何首乌、黄精等。

【功效主治】活血化瘀、降低血清脂质、改善微循环。用于高脂血症以及伴有脑动脉硬化、冠心病等。

参苓白术丸

【药物组成】人参、白术、茯苓、甘草、山药、桔梗、薏米、砂仁、莲子等。

【功效主治】健脾益气、和胃渗湿。用于脾虚湿盛型高脂血症以及肥胖症。

减肥降脂胶囊

【药物组成】女贞子、茯苓、薏米、山楂、莱菔子、瓜蒌、枳壳、绞股蓝、黄芪、白术等。

【功效主治】补气健脾、祛痰化湿。用于脾虚湿盛、痰浊阻滞、湿热型的肥胖患者或高脂血症患者。

消补减肥片

【药物组成】黄芪、白术、蛇床子、姜黄、香附、大黄。

【功效主治】健脾益肾、消食化积、疏肝理气。用于单纯性肥胖症、高脂血症。

消脂护肝胶囊

【药物组成】泽泻、山楂、黄芪、决明子、赤芍、郁金、金钱草、柴胡。

【功效主治】疏肝理气、活血化瘀。可用于气滞血瘀型高脂血症、脂肪肝、肥胖症等。

降脂延寿片

【药物组成】丹参、葛根、黄精、首乌、桑寄生、甘草。

【功效主治】滋补肝肾、活血化瘀。可用于肝肾阴虚型高血脂症，还可预防动脉硬化、冠心病等并发症。

通脉降脂片

【药物组成】笔管草、川芎、荷叶、三七、花椒。

【功效主治】降脂化浊、活血通脉。常用于治疗高脂血症，防治动脉粥样硬化。

降脂灵片

【药物组成】制何首乌、枸杞、黄精、山楂、决明子。

【功效主治】补肝益肾、养血明目、降低血脂。用于肝肾阴虚、头晕、目昏、须发早白及高脂血症。

软脉灵

【药物组成】人参、熟地、枸杞、牛膝、首乌、川芎、丹参、当归等。

【功效主治】滋补肝肾、益气活血。用于肝肾精血不足、气虚血瘀的高脂血症，还可预防动脉硬化。

5.高血脂穴位按摩疗法

按摩穴位（如右图）：中脘、丰隆、内关、足三里、三阴交、血海、太冲。

中脘：腹部正中线上，脐上4寸。主治胃痛腹胀、反胃呕吐、腹泻、痢疾、便秘、虚劳等。

丰隆：外踝尖上8寸，胫骨外约2横指两筋间隙中。主治咳嗽痰多、胸痛、哮喘、中风等。

内关：腕横纹中点直上2寸（三横指宽）处。主治心痛心悸、失眠、眩晕、呕吐恶心等。

足三里：外膝眼（髌骨前外侧凹陷处）直下3寸（四横指宽）。主治水肿、耳聋、耳鸣、遗尿、高血压、胃痛、便秘、中风、体虚等。

三阴交：位于内踝高点上3寸，胫骨内侧缘后方凹陷处。主治腹痛腹泻、高血脂、高血压、月经不调、失眠、水肿、阳痿遗精、不孕等症。

血海：髌骨内上缘上2寸处，股骨内上髁上缘，骨内侧肌中间。主治高血脂、高血压、腹胀、腹泻、便秘等症。

太冲：位于脚背大脚趾与第二脚趾间隙后方的凹陷处。主治高血脂、高血压、头痛眩晕、胁肋痛、肝病、月经不调、精神分裂症等。

按摩步骤：

①用大拇指指腹揉按中脘，力度适中，揉按2分钟。

②点按内关穴2分钟，力度稍轻。

③按揉足三里、三阴交、血海、丰隆、太冲穴各1分钟，频率为1秒一下。

④患者仰卧平躺，家属可用大拇指指腹推揉足太阴脾经2分钟。

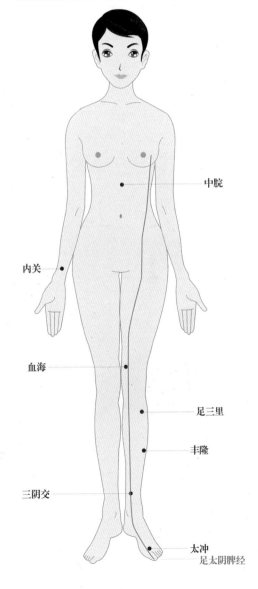

常用降脂中药材本草详解

菊花

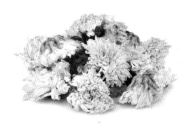

【使用宜忌】

疏散风热宜用黄菊花。平肝、清肝、降脂、明目宜用白菊花。气虚胃寒、食少泄泻的患者宜少用之。

【性味归经】性微寒，味甘、苦。归肺、肝经。

【降脂作用】菊花水煎剂有加速胆固醇代谢的作用。提取物能保持血清总胆固醇基本不变，能提高高密度脂蛋白浓度，降低低密度脂蛋白浓度，抑制血胆固醇和三酰甘油升高。

【功效主治】菊花具有疏风、清热、明目、解毒、提高胆固醇代谢的功效，常用于治疗风热感冒、头痛、眩晕、目赤、心胸烦热、疔疮、肿毒等病症，可预防高血脂疾病以及解热、消炎、利尿、抗菌、抗病毒、抗肿。

【选购保存】以身干、色白（黄）、花朵完整、香气浓郁、无杂质者为佳。宜储于干燥容器中。

山药

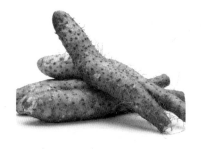

【使用宜忌】

患有感冒、发热者不宜服用山药。山药生用的滋阴作用较好，尤其适合脾虚、肺阴不足、肾阴不足者食用。

【性味归经】性平，味甘。归肺、脾、肾经。

【降脂作用】山药含有大量的黏液蛋白、维生素及微量元素，能有效阻止血脂在血管壁的沉淀，预防心血管疾病，还可以防治人体脂质代谢异常，以及动脉硬化等症。

【功效主治】山药具有补脾养胃、生津益肺、补肾涩精、止泻化痰的功效，可用于脾虚食少、久泻不止、肺虚喘咳、肾虚遗精、带下、尿频、虚热消渴等症。此外，山药还有降血糖、耐缺氧、增强人体的免疫力、延缓衰老等作用。

【选购保存】以条粗、质坚实、粉性足、色洁白、煮之不散、口嚼不黏牙者为最佳。置于通风干燥处，防蛀。

枸杞

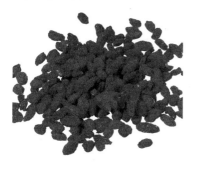

【使用宜忌】

枸杞煮汤时宜后放入，以免枸杞煮得太稀烂，影响汤色美观。一般人皆可食用枸杞，尤其适合眼睛干涩、肝肾阴亏者食用。

【性味归经】性平，味甘。归肝、肾经。

【降脂作用】枸杞含有丰富的生物活性物质，具有降低血压、降低胆固醇和防止动脉硬化形成的作用，并能保护肝脏，改善肝功能，适合高血压、高脂血症、糖尿病及心脑血管疾病的患者食用。

【功效主治】枸杞具有滋肾、润肺、补肝、明目的功效，可用于肝肾阴亏、腰膝酸软、头晕目眩、目昏多泪、虚劳咳嗽、消渴（糖尿病）、遗精等症。枸杞还具有提高人体免疫力、延缓人体衰老的作用，多用于老年性疾病和虚损性疾病。

【选购保存】以粒大、肉厚、种子少、色红、质柔软者为佳。置阴凉干燥处，防闷热、防潮、防蛀。

柴胡

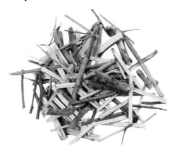

【使用宜忌】

柴胡和白芍常配伍同用，能加强疏肝镇痛的效果。凡阴虚所致的咳嗽、潮热均不宜用柴胡；肺结核病人一般慎用柴胡。

【性味归经】性微寒，味苦。归肝、胆经。

【降脂作用】柴胡具有良好的降低胆固醇及三酰甘油的作用，能有效预防高脂血症。可用干柴胡和适量罗汉果调味，混合水煎2次，每次煎2小时以上，将煎液过滤后澄清并浓缩，高血脂患者长期服用后，胆固醇、三酰甘油均可明显下降。

【功效主治】柴胡具有和解表里、疏肝解郁、升阳举陷的功效，主治寒热往来、胸满胁痛、口苦耳聋、头痛目眩、疟疾、下利脱肛、月经不调、子宫下垂等病症。现代医学证明，柴胡还对流感病毒有强烈的抑制作用，可预防流感、流脑。

【选购保存】以根条粗长、皮细、支根少者为佳。置于通风干燥处保存。

灵芝

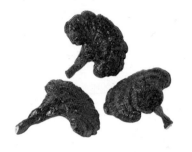

【性味归经】性温，味淡、苦。归心、肺、肝、脾经。

【降脂作用】药理试验表明，灵芝孢子粉对肝脏有一定保护作用，可降低血脂，降低肝指数，减轻肝脏脂肪变性，对抗由四氯化碳引起的肝损伤，防止脂肪质变。

【功效主治】灵芝具有益气血、安心神、健脾胃等功效，可用于治疗虚劳、心悸、失眠、头晕、神疲乏力、久咳气喘、冠心病、硅肺、肿瘤等病症。最新研究表明，灵芝还具有抗疲劳、美容养颜、延缓衰老、保护心脏、抗炎镇痛等功效。

【选购保存】宜选购菌盖半圆形、赤褐如漆、环棱纹、边缘内卷、侧生柄的灵芝。置于干燥处，防霉、防蛀。

【使用宜忌】

灵芝在临床应用上出现的不良反应少，有少数病人在食用后会出现头晕、便秘等副作用，在这种情况下要向医师咨询。

甘草

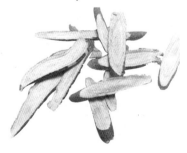

【性味归经】性平，味甘。归十二经。

【降脂作用】甘草酸有降血脂与抗动脉粥样硬化的作用，且其强度可能超过抗动脉硬化药。实验还表明，甘草酸灌胃对血脂增高有明显的抑制作用。

【功效主治】甘草具有补脾益气、清热解毒、祛痰止咳、缓急止痛、调和诸药的作用，可用于脾胃虚弱、倦怠乏力、心悸气短、咳嗽痰多、脘腹、四肢挛急疼痛、痈肿疮毒等症，还可缓解药物之毒性、烈性。此外，甘草还具有抗肿瘤、抑制流感病毒、抗真菌的作用。

【选购保存】选购以外皮细紧、色红棕、质坚实、断面黄白色、粉性足、味甜的甘草为佳。置于通风干燥处保存。

【使用宜忌】

甘草可外用，将其研成细末，煎成水汤后淋洗于患部。湿热中满、呕吐、水肿及有高血压症的患者忌服甘草。

冬虫夏草

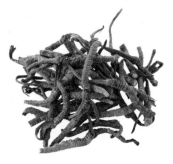

【使用宜忌】

冬虫夏草所配的药膳最好选用猪、羊、鸡、牛等温血性动物，效果最佳。感冒风寒引起的咳嗽以及肺热咯血者不宜服用。

【性味归经】性温，味甘。归肾、肺经。

【降脂作用】冬虫夏草具有调节心脑血管的作用，能促进人体的新陈代谢，改善人体的微循环，有效降低血脂、血压；它还能软化血管，预防各种心脑血管疾病。

【功效主治】冬虫夏草具有补虚损、益精气、止咳化痰、补肺益肾之功效，主治肺肾两虚、精气不足、阳痿遗精、咳嗽气短、自汗盗汗、腰膝酸软、劳嗽痰血、病后虚弱等症。冬虫夏草还有抗病原微生物、镇静解毒、调节免疫、平喘及祛痰、抗肿瘤等作用。

【选购保存】以完整、虫体丰满肥大、类白色、气微腥、味微苦者为佳。置于通风干燥处，防蛀。

大黄

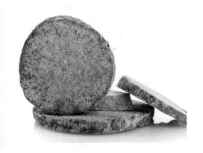

【使用宜忌】

大黄生用泻下，熟用则长于泻火解毒、清利湿热。气血虚弱、无实热瘀结者及孕妇胎前、产后均应慎用或忌服大黄。

【性味归经】性寒，味苦。归胃、大肠、肝、脾经。

【降脂作用】大黄能明显降低总胆固醇、三酰甘油、低密度脂蛋白、极低密度脂蛋白及过氧化脂质，可很好地防治高脂血症。

【功效主治】大黄具有攻积滞、清湿热、泻火、凉血、祛瘀、解毒的功效，可用于治疗实热便秘、热结胸痞、湿热泻痢、黄疸、淋病、水肿腹满、小便不利、目赤、咽喉肿痛、口舌生疮、胃热呕吐、咯血吐血、产后瘀滞腹痛、跌打损伤、热毒痈疡、丹毒、烫伤等。

【选购保存】以外表黄棕色、锦纹及星点明显、体重、质坚实、有油性、气清香、味苦而不涩、嚼之发黏者为佳。置干燥通风处保存。

杜仲

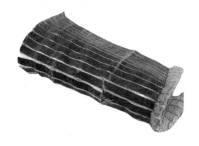

【使用宜忌】

可将杜仲切细配上蒸馏酒，制成药酒，日常饮用有消除疲劳、滋养保健、活血化瘀的作用。阴虚火旺者不宜服用杜仲。

【性味归经】性温，味甘、微辛。归肝、肾经。

【降脂作用】杜仲是预防高血脂的良药，具有分解体内胆固醇、降低体内脂肪、恢复血管弹性、增强血液循环、增强肝脏细胞活性、恢复肝脏功能、促进新陈代谢、增强机体免疫力等作用。

【功效主治】杜仲具有补肝肾、强筋骨、安胎气等功效，可用于治疗腰脊酸疼、足膝痿弱、小便余沥、阴下湿痒、筋骨无力、妊娠漏血、胎漏欲堕、胎动不安等病症。

【选购保存】选购以皮厚而大、糙皮刮净、外面黄棕色、内面黑褐色而光、折断时白丝多者为佳。置通风干燥处保存。

人参

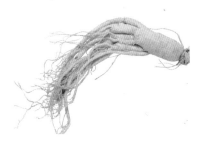

【使用宜忌】

人参忌与藜芦、五灵脂、萝卜同食，否则会导致不适。用铁质炊具煎煮人参，会降低其滋补效力，可用铝锅煎煮。

【性味归经】性微温，味甘、微苦。归脾、肺经。

【降脂作用】人参所含的人参皂苷 Rb2 能改善血脂，降低血中胆固醇和三酰甘油，升高血清高密度脂蛋白胆固醇，降低动脉硬化指数，对于高脂血症、血栓症和动脉硬化有较好的疗效。

【功效主治】人参具有大补元气、复脉固脱、补脾益肺、生津安神的功效，可用于体虚欲脱、肢冷脉微、脾虚食少、肺虚喘咳、津伤口渴、内热消渴、久病虚赢、惊悸失眠、阳痿宫冷、心力衰竭、心源性休克等症。

【选购保存】宜选用根茎粗壮、香气特异、颜色灰黄色或半透明的红棕色的人参。置于阴凉干燥处密封保存，防蛀、防霉。

西洋参

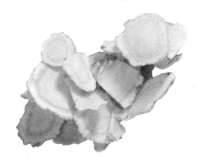

【使用宜忌】

西洋参忌与白萝卜、藜芦、茶同用，否则会出现不良反应。体质虚寒、胃有寒湿、风寒咳嗽、消化不良者不宜服用。

【性味归经】性凉，味甘、微苦。归肺、心、肾经。

【降脂作用】西洋参具有抗溶血、降低血液凝固性、抑制血小板凝聚、调血脂、抗动脉粥样硬化、降低血糖等作用，适用于高脂血症、动脉硬化、糖尿病等症。

【功效主治】西洋参具有益肺阴、清虚火、生津止渴的功效，可治疗肺虚久咳、失血、咽干口渴、虚热烦倦、肺结核、伤寒、慢性肝炎、慢性肾炎、红斑狼疮、再生障碍性贫血、高血脂、白血病、肠热便血等症。

【选购保存】以条粗、完整、皮细、横纹多、质地坚实者为佳。置于阴凉干燥处，密封、防蛀。

女贞子

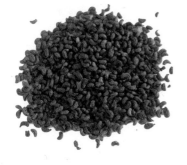

【使用宜忌】

女贞子用黄酒拌后蒸制，可滋补肝肾，并使苦凉之性减弱，避免滑肠泄泻。脾胃虚寒泄泻及阳虚者不宜服用。

【性味归经】性凉，味苦、甘。归肝、肾经。

【降脂作用】女贞子有降低血脂、预防动脉粥样硬化的作用，可降低总胆固醇，减少冠状动脉粥样硬化病变数和减轻其阻塞程度。女贞子还有改善肝脏脂质代谢的作用。

【功效主治】女贞子具有补肝肾、强腰膝、明目乌发的作用，可用于治疗阴虚内热、头晕眼花、耳鸣、腰膝酸软、须发早白等病症。此外，女贞子还具有降血糖的作用。

【选购保存】以粒大、饱满、色蓝黑、质坚实者为佳。加工方法以晒干为佳。置于干燥环境中，防潮、防霉变。

山楂

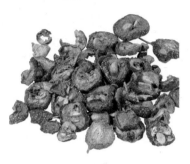

【使用宜忌】

生山楂宜用于消食散瘀，焦山楂宜用于止泻止痢。胃酸过多、吞酸、吐酸、脾胃虚弱、孕妇及胃溃疡患者不宜食用山楂。

【性味归经】性微温，味微酸、甘。归肝、胃、大肠经。

【降脂作用】山楂能降低血清胆固醇及三酰甘油，可防治动脉粥样硬化；山楂还能通过增强心肌收缩力、扩张冠状动脉血管、增加冠脉血流量、降低心肌耗氧量等起到强心和预防心绞痛的作用。

【功效主治】山楂具有消食化积、理气散瘀、收敛止泻、杀菌等功效，主要用于肉食积滞、腹痛、腹泻、高血压、冠心病、心绞痛、高脂血症、女性月经不调或产后瘀血腹痛、肥胖症、维生素C缺乏症、病毒性肝炎、脂肪肝、急慢性肾炎等患者。

【选购保存】北山楂以个大、色红、肉厚者为佳；南山楂以个体匀称、色红、质坚者为佳。宜置于通风干燥处，防霉、防蛀。

何首乌

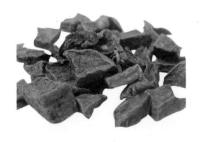

【使用宜忌】

晒干的何首乌润肠通便效果好；新鲜何首乌的消肿作用更佳。大便溏泄及有痰湿者忌服何首乌。

【性味归经】性微温，味苦、甘、涩。归肝、肾经。

【降脂作用】何首乌能促进肠道蠕动，减少胆固醇的吸收，加快胆固醇排泄，从而起到降低血脂、抗动脉粥样硬化的作用。

【功效主治】何首乌是抗衰护发的滋补佳品，有补肝益肾、养血祛风的功效，主要用于肝肾阴亏、发须早白、血虚头晕、腰膝软弱、筋骨酸痛、遗精、崩带、久疟久痢、慢性肝炎、痈肿、瘰疬等症。

【选购保存】选购何首乌以个大、体重、质坚实、断面无裂隙、显粉性的为佳。置干燥处，防蛀。

泽泻

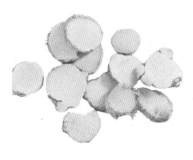

【使用宜忌】

泽泻甘淡，能渗利水湿，常用于水湿内停所导致的小便不利、泄泻、水肿等症状，常与茯苓等同用。但肾虚精滑者忌服。

【性味归经】性寒，味甘。归肾、膀胱经。

【降脂作用】现代医学研究表明，泽泻可降低血清总胆固醇及三酰甘油含量，减缓动脉粥样硬化形成，有效降低血脂，抗脂肪肝，防治肥胖症的功效。

【功效主治】泽泻具有利水、渗湿、泄热、降脂的功效，可治疗小便不利、水肿胀满、淋浊涩痛、呕吐、消肿、遗精、腰脚酸软、泻痢、头晕目眩、脚气、淋病、安心神、尿血等症。此外，泽泻还具有保肝利胆的作用。

【选购保存】选购以个大、质坚、色黄白、粉性足的泽泻为佳。宜放置在干燥通风处保存。

玉竹

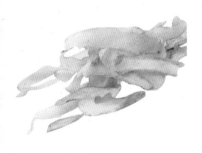

【使用宜忌】

玉竹有生用及制用两种。玉竹经蒸制后能增强补益作用，适用于肺热咳嗽、咽干口燥、高血压、肥胖症、体虚多汗等。

【性味归经】性平，味甘。归肺、胃经。

【降脂作用】玉竹有降血糖、降血脂、缓解动脉粥样斑块形成、使外周血管和冠脉扩张、延长耐缺氧时间的作用，还可加强心肌收缩力，提高抗缺氧能力，预防心肌缺血。

【功效主治】玉竹具有养阴润燥、除烦止渴的功效，可治热病阴伤、咳嗽烦渴、虚劳发热、消谷易饥、小便频数。玉竹还具有延缓衰老及双向调节血糖的作用，使血糖正常升高，同时降低实验性高血糖。

【选购保存】选购玉竹以条长、肉肥、黄白色、光泽柔润的为佳。保存宜有置于通风干燥处，防发霉与虫蛀。

虎杖

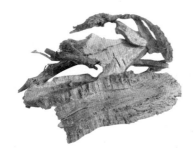

【使用宜忌】

虎杖可引起白细胞减少，且其所含鞣质可与维生素 B_1 永久结合，长期大量服用时应酌情补充维生素 B_1。孕妇忌用。

【性味归经】性平，味苦。归肝、胆、肺经。

【降脂作用】虎杖所含的白藜芦醇和 PD 能减少肝脏中脂肪的生成。虎杖煎剂能明显降低血清肝红素量，并具有降低血清谷丙转氨酶活力的作用，但无利胆作用。白藜芦醇苷灌胃，能明显降低血清胆固醇。

【功效主治】虎杖具有祛风利湿、破瘀通经的功效，可用于治疗风湿筋骨疼痛、湿热黄疸、妇女闭经、产后恶露不下、痔漏下血、跌打损伤、烫伤、恶疮癣疾等病症。此外，虎杖还具有抗菌消炎、抗病毒的作用。

【选购保存】以根条粗壮、坚实、断面色黄者为佳。置干燥处，防霉、防蛀。

姜黄

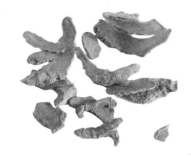

【使用宜忌】

由于姜黄有终止妊娠的作用，所以孕妇忌服，否则会导致胎儿流产。此外，血虚而无气滞血瘀者也不宜服用。

【性味归经】性温，味辛、苦。归脾、肝经。

【降脂作用】姜黄有明显的降血浆总胆固醇和载脂蛋白 B 的作用，并能降低肝胆固醇，纠正载脂蛋白 C 和载脂蛋白 A 的比例失调，对降血浆三酰甘油的作用更为显著，能使血浆中三酰甘油降低至正常水平以下。

【功效主治】姜黄具有破血、行气、通经、止痛的功效，可治心腹痞满胀痛、痹痛、症瘕、妇女血瘀闭经、产后瘀血腹痛、跌打损伤、痛肿，用于气滞血瘀而致的胸腹痛、痛经及肢体疼痛，常配元胡、香附同用。

【选购保存】选购姜黄以圆柱形、外皮有皱纹、断面棕黄色、质坚实者为佳。严密封盖，保存于阴凉干燥处，防潮、防晒、防高温。

桑葚

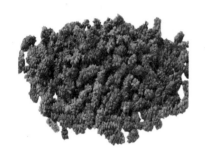

【使用宜忌】

桑葚中含有溶血性过敏物质及透明质酸，过量食用易发生溶血性肠炎。

【性味归经】性寒，味甘。归心、肝、肾经。

【降脂作用】桑葚具有降低血脂、降低血压、分解脂肪、防止动脉血管硬化等作用。此外，桑葚含有锰，锰对心血管有保护作用。

【功效主治】桑葚具有补血滋阴、生津润燥、补肝益肾的功效，常用于肝肾阴亏所致的眩晕耳鸣、心悸失眠、须发早白、津伤口渴、内热消渴、阴虚、血虚便秘、瘰疬、关节不利等症。此外，桑葚还具有抗衰老、降血糖、护肝的作用。

【选购保存】以个大、肉厚、紫红色、糖性大者为佳。置通风干燥处，防蛀。

决明子

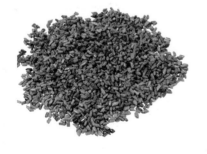

【使用宜忌】

脾虚、泄泻及低血压的患者都不宜服用决明子。但炒决明子较不伤脾胃，因为炒过后减低了其苦凉之性。

【性味归经】性凉，味甘、苦。归肝、肾、大肠经。

【降脂作用】决明子有降低血清总胆固醇和三酰甘油的作用。亦有报告指出，决明子能明显改善体内胆固醇的分布状况，对于胆固醇最终运转到肝脏做最后的处理十分有利。

【功效主治】决明子具有清热明目、润肠通便、利水消肿的功效，可用于目赤涩痛、畏光多泪、头痛眩晕、目暗不明、青光眼、夜盲症、大便秘结、肝炎、肝硬化腹水等症。另外，决明子醇提取物对葡萄球菌、白喉杆菌及伤寒杆菌、副伤寒杆菌、大肠杆菌等均有抑制作用。

【选购保存】以颗粒均匀、饱满、黄褐色者为佳。置通风干燥处。

三七

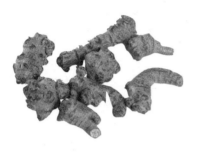

【性味归经】性温，味甘、微苦。归肝、胃经。

【降脂作用】三七能影响血脂代谢，降低血脂水平，特别是三酰甘油含量明显降低。三七还可促进肝、肾、睾丸及血清中的蛋白质合成。用三七治疗由冠心病引起的胸闷、心绞痛及降低胆固醇和血脂，效果甚好。

【功效主治】三七具有止血、散瘀、消肿、镇痛的功效，主要用于治疗吐血、咯血、衄血、便血、血痢、崩漏、症瘕、产后血晕、恶露不下、跌打瘀血、外伤出血、痛肿疼痛等病症。

【使用宜忌】

各种出血者以及高血压、糖尿病、造血功能异常、肿瘤等患者均可常服用三七。孕妇忌服三七，否则易导致胎儿流产。

【选购保存】选购三七以个头圆大饱满、身干、质坚实、断面灰黑色、无裂隙者为佳。置阴凉干燥处保存，防蛀。

沙苑子

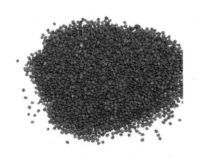

【性味归经】性温，味甘。归肝、肾经。

【降脂作用】现代药理研究证实沙苑子有显著的降血脂作用，能使胆固醇、三酰甘油和低密度脂蛋白胆固醇显著降低。沙苑子还可以调节血压和脑血流量，具有明显的保肝、降脂、抗疲劳等作用，并能提高免疫功能。

【功效主治】沙苑子具有补肝益肾、明目固精的功效，常用于治疗肾虚、阳痿、遗精、早泄、尿频、白带过多、腰膝酸软、肝肾不足、视力减退等常见病症。此外，沙苑子还具有抑制癌细胞生长、降脂、保肝、镇痛、抗疲劳等作用。

【使用宜忌】

肾阳虚、高血脂等患者适宜服用。相火炽盛、阳强易举者应忌服。肾与膀胱偏热者（如小便短赤、口干舌燥）忌用。

【选购保存】选购沙苑子以饱满、均匀者为佳。放缸内，置通风干燥处，防虫蛀、防鼠食。

昆布

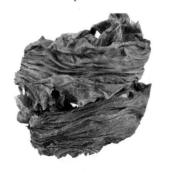

【使用宜忌】

因昆布性寒，所以脾胃虚寒者不宜食用昆布，但暑热、高血压、高血脂、甲状腺肿大、食管癌、水肿等病人可经常食用。

【性味归经】性寒，味咸。归肝、胃、肾经。

【降脂作用】昆布中富含的海带多糖能明显抑制血清总胆固醇及三酰甘油的含量上升，并能减少主动脉内膜粥样斑块的形成，同时具有降血脂和抗凝血作用，可用于动脉粥样硬化病人。

【功效主治】昆布具有软坚散结、行水消肿的功效，可治瘰疬、瘿瘤、水肿、睾丸肿痛、带下过多。昆布还可用来纠正由缺碘而引起的甲状腺功能不足，同时也可以暂时抑制甲状腺功能亢进的新陈代谢率而减轻症状，但不能持久。此外，昆布还具有平喘镇咳及降脂作用。

【选购保存】选购昆布以整齐、质厚、无杂质的为佳。置于阴凉通风处保存。

白果

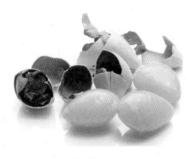

【使用宜忌】

有实邪者不宜食用白果。摄入白果不宜过量，生食或炒食过量可致中毒，小儿误服后中毒尤为常见。

【性味归经】性平，味甘、苦、涩。归肺、肾经。

【降脂作用】白果中含有莽草酸、白果双黄酮、异白果双黄酮、甾醇等，具有降低人体血液中胆固醇水平、扩张冠状动脉、防止动脉硬化的作用。近年来可用于治疗高血脂、高血压及冠心病、心绞痛、脑血管痉挛等病症。

【功效主治】白果具有敛肺气、定喘咳、止带浊、缩小便的功效，主要用于治疗哮喘、咳痰、白带、遗精、淋病、小便频数等病症。白果还具有通畅血管、改善大脑功能、延缓衰老、增强记忆力、防治老年痴呆症和脑供血不足等功效。此外，现代医学研究证明，白果外用还能"消毒杀虫"。

【选购保存】宜选购色白、色泽均匀、颗粒饱满的白果。白果宜放在干燥密闭的容器里保存。

罗布麻

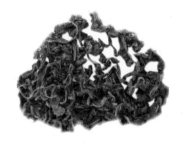

【使用宜忌】

肝阳上亢、眩晕、高血脂、高血压者宜用罗布麻叶片，而治疗水肿多用罗布麻根。脾虚慢惊者要慎用罗布麻叶。

【性味归经】性凉，味甘、苦。归肝经。

【降脂作用】罗布麻叶水浸膏能显著降低高脂血症患者的血清总胆固醇和三酰甘油含量，有降脂、增加冠状动脉流量的作用，尤其对高血脂、高血压引起的头晕、失眠症状有明显的改善效果。

【功效主治】罗布麻叶具有平抑肝阳、清热利尿、镇静安神的作用，可治疗眩晕头痛、心悸失眠、水肿尿少等病症。此外，罗布麻根煎剂有强心作用；罗布麻叶浸膏有抗惊厥、调节免疫力、抗衰老及抑制流感病毒等作用。

【选购保存】选购以叶片完整、色绿的罗布麻叶为佳。保存时宜放置在干燥通风处，防潮。

沙棘

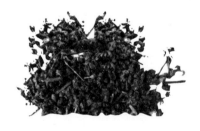

【使用宜忌】

咳嗽痰多、消化不良、胃痛肠炎、跌打瘀肿的患者可经常食用沙棘，但胃有实热的患者不宜常食。

【性味归经】性温，味甘、酸。归脾、胃、肺、心经。

【降脂作用】现代医学研究表明，沙棘有降低血浆胆固醇、减少血管壁中胆固醇含量的作用，可防治高脂血症和动脉粥样硬化症。沙棘黄酮还有改善心肌微循环、降低心肌耗氧量、缓解心绞痛发作、抗血管硬化等作用。

【功效主治】沙棘具有健脾消食、止咳祛痰、活血化瘀的功效，主治咳嗽痰多、肺脓肿、消化不良、食积腹痛、胃痛、肠炎、闭经、跌打瘀肿等症。沙棘还具有抗疲劳和增强机体活力及抗癌等特殊药理性能，具有保护和加速修复胃黏膜的作用。

【选购保存】宜选购新鲜成熟、颗粒饱满、颜色为橘红色的沙棘。宜放在干燥通风处，或放冰箱里冷藏。

木贼草

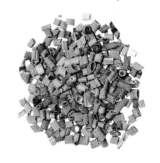

【性味归经】性平，味苦。归肺、肝、胆经。

【降脂作用】木贼草煎剂能降低血清胆固醇和低密度脂蛋白，明显升高高密度脂蛋白，能有效预防高脂血症，并能延缓动脉粥样硬化的发生。

【功效主治】木贼草具有疏风散热、解肌退翳的功效，常用于治疗目生云翳、迎风流泪、肠风下血、血痢、疟疾、喉痛、痈肿等症。现代医学研究证明，木贼草有镇痛、抗血栓、利尿、抗菌、抗病毒、止血等药理作用。

【选购保存】选购木贼草以茎粗长、色绿、质厚、不脱节者为佳。置于通风干燥处保存。

【使用宜忌】

气血虚弱者、久病者、患眼睛疾病者要慎服。木贼草不宜长期或大量服用，否则会损害肝脏，引发眼睛不适。

罗汉果

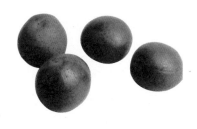

【性味归经】性凉，味甘。归肺、大肠经。

【降脂作用】现代研究发现，罗汉果具有良好的降血脂及减肥作用，可辅助治疗高脂血症，改善肥胖者的形象，降糖降脂，为糖尿病、高血压、高血脂和肥胖症患者之首选天然甜味剂。

【功效主治】罗汉果有清热润肺、止咳化痰、润肠通便、利咽开音、生津止渴之功效，主治百日咳、痰多咳嗽、血燥便秘等症，对于急性气管炎、急性扁桃体炎、咽喉炎、失音、暑热烦渴、小便短赤、急性胃炎等症都有很好的疗效。此外，常服用罗汉果茶，还能有效预防冠心病、动脉硬化。

【选购保存】选购罗汉果以形圆、个大、坚实、摇之不响、色黄褐者为佳。保存宜放置于干燥处，防霉、防蛀。

【使用宜忌】

罗汉果可鲜食也可泡茶，无任何毒副作用，但脾胃虚寒、便溏者不宜服用。

绞股蓝

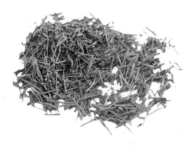

【使用宜忌】

绞股蓝与长白参有相似的功效，气血亏虚者以及高血脂、高血压、糖尿病、血尿酸过高或异常者可常服绞股蓝。

【性味归经】 性寒，味苦。归肺、脾、肾经。

【降脂作用】 绞股蓝具有升高高密度脂蛋白、保护血管内壁细胞、阻止脂质在血管壁沉积的作用，能有效降低血脂和抗动脉硬化，适合高脂血症、动脉硬化等患者服用。

【功效主治】 绞股蓝具有补气养血、安神促眠、消炎解毒、止咳祛痰等功效，用于气虚体弱、少气乏力、心烦失眠、头晕目眩、病毒性肝炎、消化道肿瘤、慢性支气管炎等。此外，绞股蓝还具有调节血压、延缓衰老、防癌抗癌的作用。

【选购保存】 选购绞股蓝以全株完整、色绿、气微、味苦者为佳。宜放置于干燥通风处保存。

熊胆

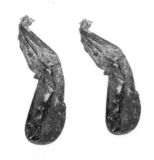

【使用宜忌】

凡有实热之证者均可服用，但胃寒体虚者或有虚证者则不宜服用。因熊胆昂贵，治痛肿和眼病，一般不必用熊胆。

【性味归经】 性寒，味苦。归胆、肝、心、胃经。

【降脂作用】 熊胆能有效防治高脂血症，用熊胆粉配烟酸肌醇酯片能有效降低胆固醇和三酰甘油，并明显升高高密度脂蛋白的作用，对高血脂病人十分有益。

【功效主治】 熊胆具有清热、解痉、明目、杀虫的功效，可治癫痫、抽搐、热型黄疸、暑热泄泻、小儿热盛惊风、疳疾、目赤肿痛、咽喉疼痛、失音、鼻炎、疔痔恶疮、惊厥等症。此外，熊胆还具有健胃、镇痛及促进胆汁分泌等作用。

【选购保存】 选购熊胆以个大、胆仁金黄色、明亮者为佳。宜放置于干燥的容器里，密闭保存。

茵陈蒿

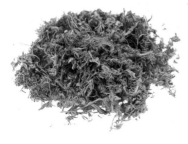

【使用宜忌】

非因湿热引起的发黄者不宜服用茵陈蒿；脾虚血亏而致的虚黄、萎黄者禁服茵陈蒿。

【性味归经】性微寒，味辛、苦。归肝、脾、膀胱经。

【降脂作用】茵陈蒿水浸液、乙醇浸液及挥发油均有降脂的作用，所含的香豆素类化合物也具有扩张血管、降血脂、抗凝血等作用，可用于治疗高血脂、冠心病。

【功效主治】茵陈蒿具有清热利湿、利胆退黄的功效，可用于小儿黄疸、尿黄尿少、湿疮瘙痒、传染性黄疸型肝炎等症。此外，茵陈蒿还具有保肝、抗肿瘤、抗病原微生物的作用。现代医学研究证明，茵陈蒿对金黄色葡萄球菌有明显的抑制作用，还可以直接阻碍肿瘤细胞的增殖。

【选购保存】选购茵陈蒿以质嫩、绵软、灰绿色、香气浓者为佳。宜放置于阴凉干燥处，防潮。

瓜蒌

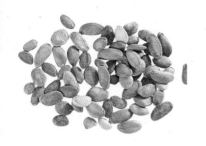

【使用宜忌】

瓜蒌不宜与乌头类药材同用。内服过量会引起胃部不适、恶性呕吐和腹痛泄泻。脾胃虚寒者、腹泻者也不宜食用瓜蒌。

【性味归经】性寒，味甘、微苦。归肺、胃、大肠经。

【降脂作用】瓜蒌有降低胆固醇的作用，对高脂血症、高血压都有辅助疗效，还有扩张心脏冠脉、增加冠脉流量的作用，对急性心肌缺血、冠心病、动脉硬化有明显的保护作用。

【功效主治】瓜蒌具有清热涤痰、宽胸散结、润燥滑肠、消肿排脓、降脂的功效，常用于治疗肺热咳嗽、痰浊黄稠、胸痹心痛、结胸痞满、乳痈、肺痈、肠痈肿痛、大便秘结等病症。

【选购保存】选购瓜蒌以皱皮、个大不破裂、橘黄色或棕黄色、糖分多者为佳。置阴凉干燥处，防霉、防蛀。

降脂花草药茶

灵芝玉竹麦冬茶

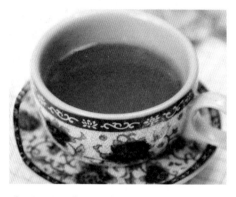

【材料】灵芝、玉竹各 5 克，麦冬 8 克

【做法】

① 将灵芝、玉竹、麦冬洗净。

② 放入壶中，加适量的水煮沸。

③ 去渣后即可饮用。

【调理功效】本品具有益气补虚、滋阴生津的功效，可用于肺虚咳嗽症、气阴两虚的高脂血症及糖尿病等患者。

绞股蓝枸杞茶

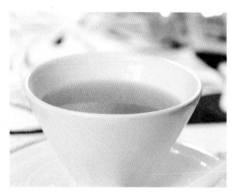

【材料】绞股蓝 10 克，枸杞 10 克，沸水适量

【做法】

① 将绞股蓝、枸杞洗净。

② 放入壶中，冲入沸水后即可饮用。

【调理功效】本品具有益气养血、滋养肝肾、降低血脂的功效，可用于肝肾亏虚的高脂血症患者以及贫血患者。

菊花决明饮

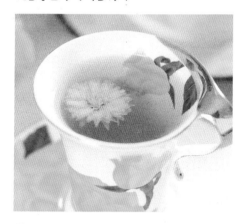

【材料】 菊花 10 克，决明子 15 克

【做法】

① 先将决明子洗净，打碎；菊花洗净。

② 将菊花和决明子一同放入锅中，煎水。

③ 过滤，取汁饮用即可。

【调理功效】 本品具有清肝明目、润肠通便、降脂等功效，可用于肝火旺盛所致的目赤肿痛、便秘、高血脂、肥胖症等。

罗汉果胖大海茶

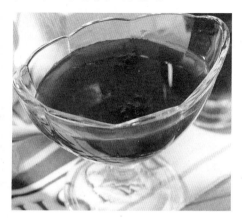

【材料】 罗汉果半个，胖大海 2 个，冰糖适量

【做法】

① 将罗汉果洗净后，拍碎。

② 将胖大海洗净后，与罗汉果一起放入 1500 毫升水中，煮沸后用小火再煮 20 分钟。

③ 滤渣取汁，可酌加冰糖调味。

【调理功效】 本品具有清热利咽、排毒瘦身、降脂的功效，可用于体内热盛引起的口干咽燥、咽喉肿痛以及肥胖症。

山楂麦芽茶

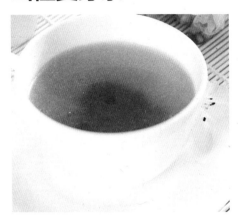

【材料】山楂片 8 克，绿茶 2 克

【做法】

① 将山楂片、绿茶洗净。

② 将绿茶、山楂片入锅，加适量水煮沸。

③ 滤渣后即可饮用。

【调理功效】本品具有开胃消食、降脂的功效，可用于食积腹胀、高血脂、高血压等症。

柴胡祛脂茶

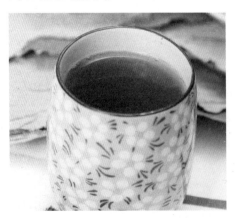

【材料】柴胡、绿茶各 6 克，蜂蜜适量

【做法】

① 将柴胡、绿茶放入砂锅内，加适量水。

② 置旺火上烧沸，5 分钟后取茶液一次，再加水煎熬一次，取汁。

③ 将两次茶液并发，稍冷却，加蜂蜜搅匀即可。

【调理功效】本品具有疏散风热、排毒瘦身、降脂、疏肝解郁等功效，可用于风热感冒、抑郁烦闷、高血压等症。

荷叶甘草茶

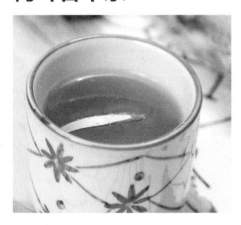

【材料】鲜荷叶 50 克，甘草 5 克，白糖少许

【做法】

① 将荷叶洗净切碎，甘草洗净。

② 将荷叶和甘草放入水中煮约 10 分钟，滤去渣。

③ 加适量白糖即可饮用。

【调理功效】本品具有消暑解渴、降压降脂、清心安神的功效，可用于治疗心烦失眠、高血压、高血脂、肥胖症等。

蜂蜜绿茶

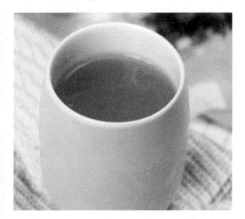

【材料】绿茶 5 克，蜂蜜适量

【做法】

① 将绿茶洗净。

② 用沸水冲泡，加盖闷约 5 分钟。

③ 待水温后加蜂蜜调匀即可饮用。

【调理功效】本品具有清热润肠、提神健脑、降脂降压的功效，可用于便秘、神疲困倦、高血压、高脂血等症。

人参叶红茶

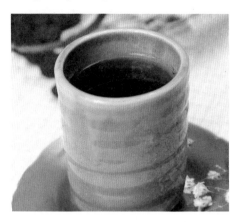

【材料】人参叶 5 克，红茶 2 克

【做法】

① 将人参叶、红茶洗干净备用。

② 将人参叶、红茶一起放入锅中，加水适量。

③ 水开后再煮 5 分钟即可饮用。

【调理功效】本品具有益气补虚、养心补元、美容养颜、降压降脂的功效，适合高脂血症、冠心病及心脏病患者。

三七瘦身茶

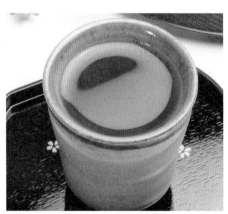

【材料】三七 3 颗

【做法】

① 将三七洗净敲碎后放入锅中。

② 加 500 毫升水用中火煮约 15 分钟至沸腾即可。

【调理功效】本品具有活血化瘀、消肿止血、降脂护心、瘦身的功效，可用于外伤出血、瘀血、高血脂等症。

何首乌山楂茶

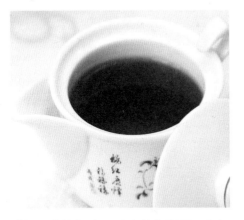

【材料】何首乌 15 克，山楂 10 克，茶叶 3 克

【做法】

① 将山楂、何首乌、茶叶分别洗净、切碎。

② 山楂、何首乌一同入锅，加适量水，浸泡 2 小时。

③ 再煎煮半小时，然后去渣取汁冲泡茶叶饮用。

【调理功效】本品具有补肾滋阴、行气消食、降脂减肥的功效，适用于肝肾亏损而导致的高脂血、肥胖、脱发等症。

丹参减肥茶

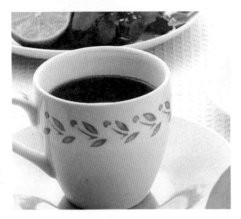

【材料】丹参、赤芍各 3 克，陈皮、何首乌各 2 克，开水 500 毫升

【做法】

① 将丹参、陈皮、赤芍、何首乌洗净后用消毒纱布包起来。

② 再把做好的药包放入装有 500 毫升开水的茶杯内。

③ 盖好茶杯，约 5 分钟后即可饮用。

【调理功效】本品具有凉血止血、行气化瘀、排毒瘦身、降脂降压的功效，可用于瘀血阻滞型高血压、高血脂等症。

高血脂六种中医分型及对症药膳

痰瘀阻络型

痰的产生与肺、脾胃有关，主要是脾胃虚不能正常运化水湿，湿聚则为痰。痰随气走，阻于经络就会导致人体得病。

发病原因

中医认为，痰湿是人体中不正常的水液代谢物，因人体内的津液不能正常输送，而停滞在人体的某个部位或器官，造成气血、经络运行不畅，从而导致人体器官出现功能障碍。

主要症状

患者平日嗜食肥甘厚味，形体肥胖，满面油光，伴有头昏胀痛，时吐涎痰，口中黏腻不爽，口干不欲饮水，脘腹痞满，胸闷或闷痛，四肢沉重麻木，舌苔厚腻，舌质紫或有瘀斑，脉弦滑。

治疗原则

对于痰瘀阻络型的高血脂患者，治疗应以"化湿祛痰、行气化瘀"为治疗原则，可用的中医方剂有半夏天麻白术汤、三子养亲汤、二陈汤等化痰汤剂，还可另加丹参、丹皮、三七、川芎等活血化瘀药同用。

对症方药：天麻15克，半夏、白术、茯苓、橘皮、丹参、三七、红花、川芎各10克。水煎服，一日一剂，分两次服用，坚持服用一个星期，效果较明显。

饮食禁忌

①食物：忌冰冻食物；忌银耳、百合、贝类等滋腻性食物；忌厚腻肉食如肥肉、猪蹄等；忌烟、酒。因多食滋腻、肥腻性食物及烟、酒会加重痰湿。

②药物：忌熟地、阿胶、沙参、麦冬、玉竹、知母等滋阴生津的药材。

莱菔子萝卜汤

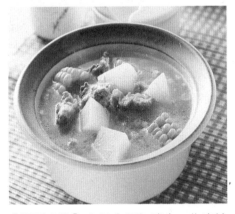

【材料】莱菔子 15 克，白果 20 克，白芥子 10 克，陈皮 8 克，萝卜 1 个，玉米 1 根，猪尾骨半根，盐适量

【做法】

① 猪尾骨洗净后以开水汆烫；白芥子、陈皮洗净煎汤，去渣留汁。

② 锅中加清水煮开，放入莱菔子煮沸，加入猪尾骨同煮 30 分钟。

③ 将萝卜、玉米洗净切块，与洗净的白果一同放入猪骨锅中，倒入煎好的药汁续煮至熟，加盐调味即可。

【调理功效】本品有行气消食、化痰祛瘀的功效，适用于痰瘀阻络型高脂血症伴痰多、胃胀食积、伤食泄泻者食用。

丹参山楂瓜蒌粥

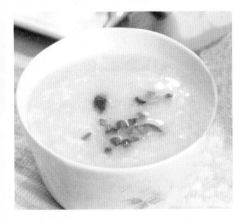

【材料】丹参、干山楂、瓜蒌皮各 10 克，大米 100 克，红糖 5 克，葱花少许

【做法】

① 大米洗净，放入水中浸泡；干山楂用温水泡后洗净。

② 丹参、瓜蒌皮洗净，用纱布袋装好并扎紧封口，放入锅中加清水熬成汁。

③ 锅置火上，放入大米煮至七成熟，再放入山楂并倒入丹参瓜蒌汁煮至粥将成，加入红糖调味，撒上葱花便可。

【调理功效】本品具有活血化瘀、疏肝行气、健脾消食的功效，可用于痰瘀阻络型高血脂、胸胁刺痛、食积腹胀等症。

脾虚湿盛型

临床上所谓的湿盛，就是我们经常所说的水湿（分），它有外湿和内湿之分，而高脂血症的湿多是内湿，内湿是一种病理产物，且常与消化功能有关联。

发病原因

中医认为脾有运化水湿的功能，若脾胃虚弱消化不良，却经常暴饮暴食，吃过多油腻食物及甜食，脾就不能正常运化，久之就会造成水湿内停，无法正常代谢出去，滞留于体内而致病。

症状分析

脾虚湿盛型多见于外源性血脂异常的高血脂患者，其主要表现症状为：素体肥胖虚弱、面色萎黄、神疲乏力、食欲不振、脘腹作胀、头重如裹、身体浮肿、大便溏稀或泄泻、舌质胖大、舌色淡、舌苔白腻、脉象濡滑。

治疗原则

对于脾虚湿盛型的高血脂患者，应以"补气健脾、利水化湿"为治疗原则，中医代表方剂有参苓白术散、五苓散、防己黄芪汤等，可用来治疗脾虚湿盛所致的肥胖症、高脂血症等病症。

对症方药：白茯苓、党参、炙甘草、白术、山药各20克，白扁豆（姜汁浸泡，去皮，微炒）15克，莲子肉（去皮）、薏米、缩砂仁、桔梗（炒至深黄色）、大枣各10克。水煎服，每日一剂，分两次服用，坚持服用一周，效果较好。

饮食禁忌

①食物：忌肥腻食品（如肥肉、肉皮等）；忌甜品（如糖类、巧克力、奶油蛋糕等）；忌辛辣煎炸食物；忌烟、酒及卤制品。

②药物：忌大黄、番泻叶、黄芩等寒凉泻下类药材；忌熟地、阿胶、黄精、沙参、麦冬、玉竹、知母等滋阴生津的药材。

山药白扁豆粥

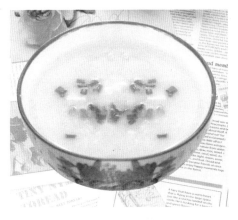

【调理功效】此粥具有补脾和中、祛湿化痰的功效，可用于脾虚湿盛以及痰湿阻滞型高血脂患者。

【材料】山药25克，白扁豆、莱菔子各20克，泽泻10克，大米100克，盐2克，味精1克，香油5克，葱少许

【做法】

① 白扁豆、莱菔子、泽泻均洗净；山药去皮洗净，切小块；葱洗净，切花；大米洗净。

② 锅内注水，放入大米、白扁豆、莱菔子、泽泻，用旺火煮至米粒绽开，放入山药。

③ 改用小火煮至粥成闻到香味时，放入盐、味精、香油调味，撒上葱花即可食用。

山楂薏米荷叶茶

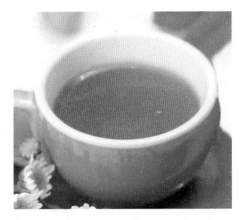

【调理功效】本品具有降脂、消食、活血的作用，对肥胖、高血脂以及动脉硬化等病症均有很好的食疗作用。

【材料】薏米10克，山楂、鲜荷叶各5克，盐2克，味精1克，香油5克，葱少许

【做法】

① 先将薏米用温水浸泡2～3小时。

② 将山楂和荷叶洗净，与薏米一起放入锅中煮开即可关火。

③ 捞出药渣后即可饮用。

肝肾亏虚型

肝肾亏虚，此证型的患者多是高脂血症发展到一定阶段的结果，因此日常生活习惯的调整与药物治疗必须多加注意，要严格遵守医生的嘱咐。

发病原因

外邪侵入人体后，留滞于体内，若未被及时祛除，日复一日，其损伤程度渐渐加深，累及肝肾；此外，劳力过度、劳神过度及房劳过度等都会加剧肝肾精血亏虚，若此时饮食不合理、情绪不稳定，就会出现身体代谢紊乱，诱发高血脂。

主要症状

面色苍白无华、唇甲色淡、咽干口燥、头晕耳鸣、眼干眼花、心悸失眠、多梦易惊、头晕昏痛，舌红、脉细滑或细弦等。妇女可见月经不调、经少经闭、腰酸疲乏、五心烦热。

治疗原则

对于肝肾亏虚型的高血脂患者，治疗应以"滋补肝肾、养血补虚"为原则，可用的中医代表方剂有左归丸（中成药，药店有售）、地黄饮子、一贯煎等，可治疗肝肾亏虚型高脂血症、糖尿病。

对症方药：生地黄、熟地黄各15克，人参（去芦）、黄芪（蜜炙）、沙参、麦冬、五味子、山茱萸、枳壳（去瓤，麸炒）、石斛（去根，炒）、泽泻、茯苓、酸枣仁、炙甘草各10克。水煎服，每日一剂，分两次服用，连续服用5天。

饮食禁忌

①食物：忌辛辣刺激性食物，如辣椒、茴香、咖啡等；忌燥热性食物，如狗肉、羊肉、荔枝、榴莲、花椒等；忌烟、酒。
②药物：忌大黄、黄芩、黄连、石膏等大寒性药材；忌附子、肉桂、干姜、巴戟天、鹿鞭、海狗肾等燥热性药材。

桑寄生决明鸡脚汤

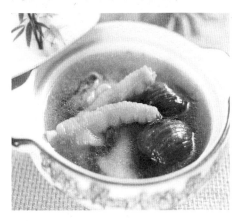

【调理功效】本品具有补肝肾、强筋骨、祛风湿、止眩晕等功效，对肝肾亏虚型高脂血、神疲倦怠等症有较好效果。

【材料】鸡脚 400 克，桑寄生 30 克，连翘 15 克，决明子、天麻各 10 克，蜜枣 2 颗，盐 5 克

【做法】

① 桑寄生、连翘、决明子、天麻、蜜枣均洗净。

② 鸡脚洗净，去指甲，斩件，入沸水中余烫。

③ 将 1600 毫升清水放入瓦煲内，煮沸后加入以上用料，大火煲开后，改用小火煲 2 小时，加盐调味即可。

何首乌泽泻茶

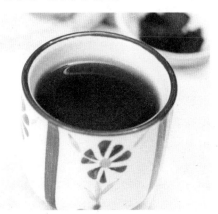

【调理功效】本品具有滋阴补肾、凉血活血、排毒瘦身等功效，可用于肝肾阴虚型高血脂、高血压。

【材料】何首乌、泽泻、丹参各 10 克，蜂蜜适量

【做法】

① 将丹参、泽泻、何首乌洗净，先用消毒纱布包起来，扎进袋口。

② 再把做好的药包放入锅内，加入 800 毫升水。

③ 水开后再煎煮 5 分钟后关火，去渣调入蜂蜜即可饮汁。

肝肾阴虚型

肝肾阴虚是由肝肾亏损发展而导致的。高脂血症的中后期多表现为肝肾阴虚症状。

发病原因

长期患病以及高血脂久存体内，不仅伤及肝脏，也会牵连到肾脏，多有火热过盛日久造成的阴液亏虚。

主要症状

此证型的患者会出现两目干涩、眩晕耳鸣、四肢酸软、失眠多梦、骨蒸劳热、手足心热、夜尿频多、两颧潮红、口干咽燥、舌质红、舌苔少或无苔等症状。特别要注意的是，肝肾阴虚型患者常有足跟痛，这是肾阴虚患者的典型症状，如果平日没有穿高跟鞋也不常久站者也会出现足跟痛的症状就要特别注意了。

治疗原则

对于肝肾阴虚的高血脂患者，治疗应以"滋补肝肾"为主，可用中药方剂有六味地黄丸（中成药）、左归丸（中成药），伴有热证者可用知柏地黄丸（中成药）。六味地黄丸是中医用来滋补肾阴的代表方剂，可用来治疗肝肾阴虚型高血脂、高血压、肾脏病等。

对症方药：熟地 25 克，山药、山茱萸各 15 克，茯苓、泽泻、丹皮、枸杞、龟板、丹参、地龙各 10 克，炙甘草 6 克。水煎服，每日一剂，煎两遍，对匀，分早、中、晚三次服用。本方可滋补肝肾、活血通络，对肝肾阴虚型高脂血症有很好的疗效，还可预防中风。

饮食禁忌

①食物：忌辛辣刺激性食物，如辣椒、茴香、咖啡等；忌燥热性食物，如狗肉、羊肉、荔枝、榴莲、花椒等；忌烟、酒。

②药物：忌附子、肉桂、干姜、巴戟天、鹿鞭、海狗肾等燥热伤阴的药材。

六味熟地鸡汤

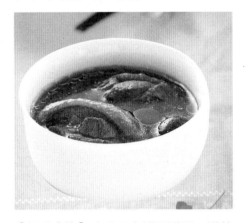

【材料】 鸡腿 150 克，熟地 25 克，山茱萸、怀山、丹皮、茯苓、泽泻各 10 克，红枣 8 颗，盐适量

【做法】

① 鸡腿治净剁块，放入沸水中氽烫，捞出冲净；熟地、山茱萸、怀山、丹皮、茯苓、泽泻、红枣均洗净。

② 将鸡腿和所有药材一起放入炖锅，加 1200 毫升水以大火煮开。

③ 转小火慢炖 30 分钟加盐调味即成。

【调理功效】 本品具有滋阴潜阳、滋补肝肾的功效，可用于肝肾阴虚型高血脂、高血压等症。

枸杞菊花饮

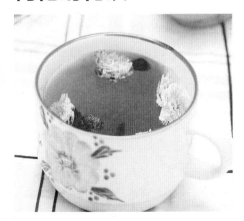

【材料】 枸杞、五味子各 15 克，杭菊花 10 克，绿茶包 1 袋，沸水 500 毫升

【做法】

① 将枸杞、五味子、杭菊花、绿茶均洗净后一起放入保温杯中。

② 冲入沸水 500 毫升，加盖闷 15 分钟。

③ 滤渣后即可饮用。

【调理功效】 本品具有滋阴泻火、养肝明目、滋补肝肾的功效，主要用于肝肾阴虚型高脂血症，可缓解头晕头痛。

气阴两虚型

气阴两虚又称"气阴两伤"，是气虚和阴虚同时出现的病理现象。

发病原因

此证型常见于热性病过程中，热在气分，汗出不彻，久而伤及营阴；也常见于慢性消耗性疾病，如高脂血症、糖尿病、中风后遗症、肺结核等，高血脂病人患病日久会导致真阴亏损，元气大伤。

主要症状

心悸气短、语声低微、精神不振、四肢乏力、头晕目眩、口干咽燥、烦渴欲饮、失眠多梦、午后两颧潮红、自汗盗汗、腰膝酸软、饮食减少、形体逐渐消瘦、小便短少、大便干结、舌质淡红、苔少而干、脉象微弱等。

治疗原则

对于气阴两虚型高血脂患者，治疗应以"滋补肝肾"为主，可用中药丸剂生脉散、人参养荣丸（中成药，药房有售）、八珍汤等。其可用来治疗气阴两虚型高脂血症、糖尿病、中风后遗症、肺结核等慢性消耗性疾病。

对症方药：太子参、麦冬、五味子各20克，熟地、当归、川芎、白芍、黄芪、茯苓、白术、甘草各10克。每日一剂，水煎两遍，对匀，分两次服用。本品可补元气、养阴血，对气阴两虚型高血脂患者有良好的疗效。

饮食禁忌

①食物：忌辛辣燥热刺激性食物，如辣椒、花椒、胡椒、咖啡等；忌燥热肥腻性食物，如肥肉、狗肉、羊肉等；忌烟、酒；忌冰冻生冷食物，如冷饮、凉菜等。

②药物：忌附子、肉桂、干姜、巴戟天等燥热伤阴类药材；忌泽泻、茯苓、车前子等化湿类药材；忌大黄、番泻叶、厚朴等攻下类药材。

虫草红枣炖甲鱼

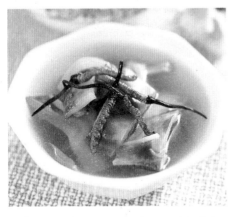

【材料】甲鱼 1 只（约 1000 克），冬虫夏草 10 枚，红枣 10 颗，料酒、盐、味精、葱段、姜片、蒜瓣、鸡清汤各适量

【做法】

① 将宰好的甲鱼切成 4 块；冬虫夏草洗净；红枣用开水浸泡。

② 将块状的甲鱼放入锅内煮沸，捞出，割开四肢，剥去腿油，洗净。

③ 甲鱼放入砂锅中，上放冬虫夏草、红枣，加料酒、盐、味精、葱段、姜片、蒜瓣、鸡清汤，炖 2 小时，拣去葱段、姜片，即成。

【调理功效】本品滋阴生津、益气养血，适合气阴两虚、气血不足型高血脂患者食用。

人参蜂蜜粥

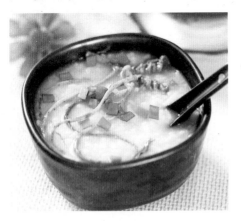

【材料】人参 3 克，蜂蜜 50 克，韭菜末 5 克，粳米 100 克，生姜 2 片

【做法】

① 将人参置于清水中浸泡一夜。

② 将泡好的人参连同泡参水及洗净的粳米一起放入砂锅中，以小火煨粥。

③ 待粥将熟时放入蜂蜜、生姜片、韭菜末调匀，再煮片刻即成。

【调理功效】本品具有补气健脾、润肠通便的功效，适用于高脂血症伴气虚排便无力、汗出气短、便质软的患者。

气滞血瘀型

气滞血瘀也是高血脂的一个常见证型。血瘀常分为气滞型血瘀、血热型血瘀、气虚型血瘀等类型，其中以气滞型和血热型较为多见。

发病原因

气机郁滞、气行不畅会使得人体血管的血液黏稠、运行不畅，导致血液瘀阻。此外，气郁易化热，日久容易形成血热血瘀，而血瘀日久又容易导致气虚，从而形成恶性循环，容易引发一系列心脑血管疾病，如脑卒中、脑溢血等。

主要症状

胸闷憋气、针刺样疼痛、头痛眩晕、烦躁易怒，女性伴有月经量少、有血块等症，面色灰暗呈紫色、舌色紫暗有瘀点、脉象弦涩。

治疗原则

对于气滞血瘀型高脂血症，治疗当以"行气活血、化瘀通络"为主。中医的代表方剂有通窍活血汤、赤芍丹参饮。

对症方药：香附、佛手各 15 克，柴胡、赤芍、川芎、红花、丹参各 10 克，黄酒 60 毫升，炙甘草 6 克。水煎服（将黄酒一起倒入煎煮），每日一剂，分两次服用，连续服用三天。本方可疏肝理气、活血化瘀通络，对气滞血瘀型高脂血症有很好的疗效。

饮食禁忌

①食物：忌食辛辣刺激性食物，如辣椒、咖啡、巧克力等；忌燥热性食物，如狗肉、羊肉、荔枝、桂圆、榴莲等；忌烟、酒；忌冰冻食物。

②药物：忌附子、肉桂、干姜、鹿鞭、海狗肾等燥热性的药材。

三七郁金炖乌鸡

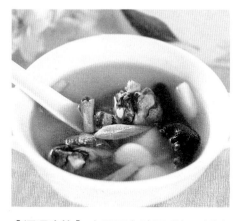

【材料】 三七、郁金各 10 克，川芎 8 克，乌鸡 500 克，姜、葱、盐各 5 克，绍酒 10 毫升，大蒜 10 克

【做法】

① 三七洗净切成绿豆大小的粒；川芎、郁金洗净，润透，切片；乌鸡治净；大蒜去皮洗净切片；姜洗净切片；葱洗净切段。

② 乌鸡放入蒸盆内，加入姜、葱，在鸡身上抹匀绍酒、盐，把三七、川芎、郁金放入鸡腹内，注入清水 300 毫升。

③ 把蒸盆置于蒸笼内，用大火蒸 50 分钟即成。

【调理功效】 本品具有疏肝理气、活血化瘀等功效，可用于气滞血瘀型高血脂、冠心病以及妇女月经不调等症。

红花糯米粥

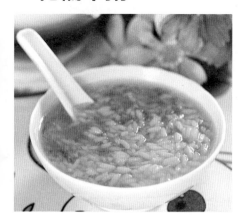

【材料】 红花、桃仁各 10 克，糯米 100 克，红糖适量

【做法】

① 将红花、桃仁、糯米均洗净。

② 桃仁、糯米放入净锅中，加水煎煮 30 分钟。

③ 锅中再加入红花煮成粥，加入适量红糖即可。

【调理功效】 本品具有活血化瘀、理气止痛的功效，可用于气滞血瘀型高血脂，还能预防动脉硬化、脑卒中等并发症。

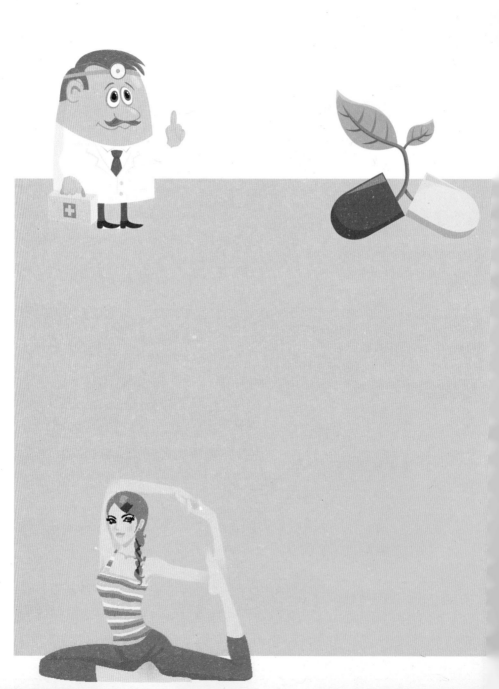

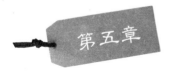

第五章

高血脂 Q&A

　　高血脂的病变进程具有隐匿性、逐渐性、进行性和全身性的特点。其隐匿性表现在很多高血脂患者在早中期没有任何特殊的症状，所以即使在检查结果上看到有血脂数据的异常，人们却没有给予足够的重视。而高血脂如果长期得不到控制，就很容易引发冠心病、心绞痛或心肌梗死、脑出血等严重的心脑血管疾病，严重地危害人体的健康。

　　正所谓"知己知彼，百战不殆"，只有清楚地学习并掌握了高血脂的相关知识，才能够正确地对症下药，进行合理的治疗，从而达到事半功倍的效果。本章将会列举出人们在日常生活中经常碰到的有关高血脂的日常保健、运动、心理调节、用药、检查等问题，并且一一给予详细的解答。

一、高血脂患者的生活及心理知识知多少

高血脂患者的生活及心理保健对于病情的恢复有着重要意义。下面我们会就高血脂患者在生活、心理保健上的常见疑问，连线专家为您一一解答。

1."瘦子"就不会得高血脂吗?

专家解答：瘦子也会得高血脂。调查结果显示，很多人体重在标准范围之内，甚至稍微偏轻，但是他们的体脂肪率却偏高，这与他们平时的高脂肪、高糖饮食以及少运动有关。这些"内胖"一族虽然体重没有超重，但是体内却积聚着很多危害健康的脂肪，会引起高血脂。瘦人的高血脂与肥胖者比较有其自身的特点，瘦人高血脂多为低密度脂蛋白胆固醇升高，程度多较轻，而高密度脂蛋白胆固醇多低于正常水平，这类人也很容易患心脑血管疾病。

2. 何谓健康的生活方式?

专家解答：所谓的健康生活方式包括合理膳食、戒烟限酒、适量运动、心理平衡。合理膳食是指一日三餐所提供的营养必须满足人体的生长、发育和各种生理、体力活动的需要，即热量、营养都要均衡。烟中的尼古丁与一氧化碳等对人体的危害很大，长期将这些有害物质摄入体内就会引发动脉粥样硬化、高血压病、冠心病、肺癌等多种疾病；饮酒过量则会危害人体健康。所以对于烟，一定要想办法坚决戒掉；而对于酒，也要在量上进行限制，适量小酌即可。适度适量的运动对于人体的健康有着无可替代的作用，长期坚持适量的运动能够预防糖尿病、高血脂，防止骨质疏松。心理健康占全部健康的50%，而且能够影响到人的身体健康的程度，所以保持平衡的心理很重要。

3. 高血脂患者合理的睡眠时长是多少?

专家解答：正常成年人，每天的睡眠时间应该以8～9个小时为宜，夜晚的睡眠时间是7～8个小时，中午最好休息1个小时或是半个小时，而且要努力提高睡眠质量，尽量减少额外的睡眠，帮助机体尽快恢复正常。对于老年高血脂者，鉴于人体功能相对衰退的情况，在睡眠时间的控制上，需要休息静养的时间应该更多一些。所以，老年人每天的睡眠时间应该在

10小时左右，其中夜间睡9个小时左右，午间睡1个小时左右。但是老年人不宜卧床时间太长，如果睡眠时间超过13个小时，则对身体不利，也应该适当地活动活动。

4. 高血脂患者睡觉时不适合使用高枕头吗？

专家解答：是的。高血脂患者的血液流动速度比正常人慢，睡眠时就更慢。如果枕头过高的话，头颈所处的位置就会显得太高，流向头部的血液就会减慢减少，这样就很容易引发缺血性脑中风。

5. 冬天怕冷，高血脂患者能否加盖厚被？

专家解答：老年人机体退化、怕冷，冬天常会盖厚重的棉被来取暖。但是厚重的棉被压在人体上，不仅影响呼吸，而且会使全身的血液循环受阻，容易导致脑部血流障碍或缺氧，增高脑静脉压和脑压，所以老年人在冬天睡眠时切记不要加盖厚重的棉被。

6. 高血脂患者自我检查的内容主要包括哪些？

专家解答：通常状况下，自我检查的内容主要包括：自行计算、记录、检查每天的饮食量、体重、运动量、

血脂值，把它们制成表格的形式，观察其变化趋势，并根据这种变化的趋势注意调整每天摄取饮食的量及营养素的均衡。这种自我检查的好处在于，它能帮助我们积累观测自己身体变化的经验。这种经验积累到一定程度之后，就算不用进行实际的测量，仅凭肉眼就能测知各项观测数量的值了，这样就很方便了。但是目测毕竟容易产生偏差，所以最好隔几天就将所有数据全部实测一次，以便修正不准确的目测数据。此外，在外就餐机会多的人，不要采用目测的方法，因为外面的饮食在做法上很不统一，甚至很不规范，无法准确计算一天摄入的总热量，这将会给高血脂患者带来不必要的麻烦。

7. 高血脂患者是否需要定期检查？

专家解答：是的。很多案例资料都表明，高血脂这种慢性疾病是一种

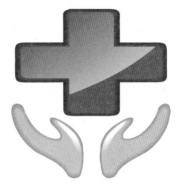

◎定期入院检查，了解自身状况

极易复发的疾病，通过定期检查，患者可以了解自己身体的变化，根据这些变化来调整自己的治疗方案，随时控制自己的病情，在专业医师的指导下调理身心，以求长期稳定的健康状态。

8. 高血脂患者可不可以帮忙做家务？

专家解答：高血脂患者要重视劳动。做家务活就是很好的劳动方式，不仅能够培养、锻炼人的意志力、持久性，而且时间长了还能够达到很好的降脂减肥效果。尤其男性患者多做些家务，能够体会妻子、家人的不易，促进家庭和谐。但是老年人由于操劳了一生，而且年老体迈，所以不建议多做家务劳动，可以适量地少做一些，达到活动的效果就行了。

9. 高血脂患者适宜参与户外活动吗？

专家解答：高血脂患者大多都是"生性喜静"的人，要改变这种不良的生活状态，就应该多出去走走，多参加适量的娱乐活动，可以结伴去爬山、步行、跑步、跳舞、跳健美操、游泳，打篮球、羽毛球、乒乓球、保龄球等，在与他人的和谐相处中感受降脂减肥的乐趣。也可以安排适当的旅游项目，感受祖国大好河山的美好，

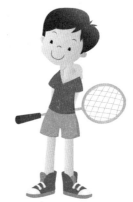

◎适当参加户外各种健康、有益的运动，快乐生活

体验各地的风土人情。另外，还可以参加适宜的聚会，与朋友相聚，与亲人团聚，在各种各样健康、有益的活动中放松心情，快乐生活。

10. 高血脂患者的性生活有什么需要注意的呢？

专家解答：单纯的高血脂患者，如没有并发感染其他疾病时，可以像正常人一样进行性生活以及结婚生育。性生活以不影响睡眠、不影响生活与工作为度。但是，当高血脂患者并发其他疾病时，婚育及性生活就有一定的禁忌了。伴有冠心病的高血脂患者，应该节制性生活，进行性活动前，最好先休息一段时间。伴有Ⅱ期高血压的，进行性生活应该有节制，以每周不超过2次为宜，且需避免激烈的动作，在性生活中如出现胸痛、头痛、头晕、气急等情况，应立即停止并及时服用

降压药或去医院就诊。伴有Ⅲ期高血压的，应绝对禁止性生活，伴有Ⅲ期高血压的女性也应避免生育。伴有脂肪肝的，只要肝功能正常，就可以像正常人一样进行性生活、生育，但是如果肝功能有异常，特别是转氨酶不稳定时，就应该停止性生活。伴有糖尿病的，在没有严重并发症时，可以进行正常的性生活，但是，如果已经出现了严重的并发症，则应禁止进行性生活。

11. 常见的高血脂患者的心理障碍有哪些?

专家解答：高血脂及相关病症患者在面对疾病时经常会出现以下几种心理障碍：①情绪激动无法平静：常表现为情绪激动、情绪不稳定、焦虑、急躁、悲观、难过等。②存有疑虑心理：对于别人的安慰与劝解半信半疑，甚至会曲解别人的好意，打针吃药总怕搞错了，整天疑神疑鬼，焦躁不安。③存在过度依赖心理：患者会对医生或亲人产生依赖心理，变得意志脆弱、被动；往往对亲人产生顺从甚至是过度依赖的情绪，缺乏主见与自信；希望能得到更多人的关心与帮助，希望有人陪他，否则就会常常觉得孤单，觉得世态冷漠。④存有较强的自尊心理：高血脂患者会变得很在乎别人对

自己的评价与态度，害怕自己成为负担或是不能够再为家庭或社会做出贡献；质疑自我价值，自尊心也会受到或大或小不同程度的损害。⑤产生自怜心理：高脂血患者经常会觉得自己很可怜，会想不通自己为什么会得这样的病，表现出一种无可奈何、无能为力、悲伤而又怜悯自己的消极情绪。⑥产生敏感心理：患者的主观感觉会发生异常，常常对于小事都变得敏感起来，有时候很关注自己的姿势、心跳、呼吸、咳嗽、喷嚏等，怕光怕刺激，对于声音也产生恐惧心理。

12. 怎样对儿童高血脂患者进行心理调节?

专家解答：在对儿童高血脂患者进行心理调节护理时，应该把握住儿童患者特有的心理特征，针对其心理特征来具体分析，设计方案，对症治疗。首先，由于儿童患者的理解能力与接受能力都比较差，在对儿童患者讲解病情时，应该选择适合儿童发育阶段的语言，尽量用他们比较熟悉的语言，以防令儿童感到恐惧不安。其次，由于儿童患者经常不会在意自己的病情，再加上他们没有定性，心理变化也比较快，所以，家长以及医护人员就要以合适的语言来给儿童分析病情，让他们懂得不积极配合的话病

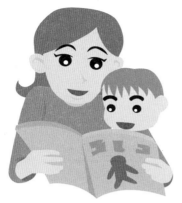

◎对儿童进行心理辅导，设计合理的降脂方案

情就会严重，就会更加影响日常生活、学习与活动。此外，要尽量满足孩子的一些要求，监督并督促其科学饮食。再次，儿童患者经常会以自我为中心，此时要尽量想办法引导患儿吃些他们既喜欢吃又不影响血脂的食品，如水果、果冻、鱼干、饼干等食品。不要强行管制患儿，以免产生不良情绪而影响病情。但是也不要因为要安抚儿童而放纵其过量食用大鱼大肉等一些含有高脂肪、高胆固醇的食物，这样不仅改善不了病情，反而会使病情加重。最后，要多多鼓励孩子，消除他们的自卑心理，告诉他们一起努力一定会将疾病赶跑；鼓励孩子积极面对现实，运用合适的方法来治疗疾病，并且要积极坚持下去。此外，还要帮助儿童设计降脂方案。

13.怎样对女性高血脂患者进行心理调节？

专家解答：女性高脂血症多发生在绝经期后，经常会与更年期重叠，所以必须注意患者的心理调护。在一切对人不利的影响中，不良的情绪与心情是危害最大的，如忧郁、颓丧、惧怕、怯懦、忌妒和憎恨等，因此必须注意避免。患者要培养良好的爱好，这是保持心理健康的重要方面。有些女性没有正当爱好，一旦退休或离休，就会感到生活单调、枯燥，精神没有寄托，常常变得意志消沉，甚至以多食来打发时光，这样不但增加了热量的摄入，不利于高血脂的痊愈，而且还会过早衰老。因此，在离、退休前后，女性高血脂患者应当积极选择和培养正常的爱好，如弹琴、下棋、看书、绘画、养花、钓鱼等高雅情趣，以顺利度过更年期，保持身心健康。

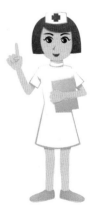

◎女性高血脂患者应积极培养良好的爱好，如弹琴、下棋、看书等高雅情趣

14.怎样对青年高血脂患者进行心理调节?

专家解答:青年人由于年轻,比较冲动,情绪容易波动,一旦知道自己得了高血脂病则会产生焦虑紧张的情绪,如果一直治疗效果不佳,则会悲观甚至想要放弃治疗,容易在思想与行为上走极端,带来严重后果。对于青年高血脂患者,心理护理至为关键,要为他们分析病情,消除他们的顾虑与恐惧心理,用科学知识带给他们希望,让他们明白只要积极配合,设计出有利于治病的方案,并且坚持实施就一定能够治愈。对于这类患者,要以赞扬和肯定为主,鼓励他们继续以乐观的态度和正确的方法与病魔做斗争。告知他们通过节制食量、调整食物结构、增强体育锻炼、戒烟等,既可以降低血脂,又可以使形体健美。

15.怎样对中年高血脂患者进行心理调节?

专家解答:中年人的世界观已经形成,心理比较成熟,情绪趋于稳定,对于现实有自己的评判标准与判断能力,对于挫折的承受能力比较强,能够坦然面对生活中的苦难,并且能够积极地寻找方法去解决困难。在对中年高血脂患者进行心理护理时,应当把患者作为主体,尊重他们的各项权

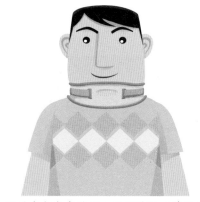

◎对中年患者进行心理辅导时应尊重其权利,让其积极配合治疗

利,不能够让患者陷入被动、跟随状态,应该让他们积极参与自己疾病治疗的各个环节,客观科学、实事求是地为患者提供可以选择的各种信息,使病人在知情的情况下做出适合自己、有利于自己病情的选择。

16.怎样对老年高血脂患者进行心理调节?

专家解答:老年人很忌讳疾病,不愿被别人说自己衰老,而且往往不服老,希望自己能够健康长寿;还有的老人在看到自己一天天衰老的时候就会对于死亡产生恐惧心理,得知自己患有疾病时就会恐慌,担心自己丧失了生活自理能力而依靠别人伺候,招人嫌弃。针对老年高血脂患者的这些心理特征,在对其进行心理护理的时候,要有足够的耐心与时间倾听他们诉说情感,理解并尊重他们的心

情，使其积极乐观并且感觉自己对于社会、对于家庭都还有所贡献。告诉他们患有高血脂的原因，并且帮他们分析高血脂的危害，引起他们的重视，同时告诉他们各种行之有效的治疗方法，解除他们对于高血脂的恐惧心理。另外，要多多安慰老年高血脂患者，鼓励他们坚持治疗，尽早痊愈。

17. 怎样对伴有肥胖症的高血脂患者进行心理调节?

专家解答：伴有肥胖症的高血脂患者，解决肥胖问题是个关键。如果要治疗肥胖症，必须先从饮食入手，在进行饮食调护时必须形成以下思想观念：①增强自我控制的意识：人的心理、饮食意识、控制饮食的意识强弱，是防治肥胖症的根本。②树立正确的形体美观：从健康角度去分析苗条或丰满是有科学道理的，过瘦过胖均不利于健康。过胖易使人显得臃肿没有精神，让人觉得笨拙。③建立正确的心理行为模式控制饮食：饮食环境要清雅，养成按时进餐的习惯，规定每天三顿的就餐时间，按时或推迟一二分钟进餐。要控制进餐速度，进餐速度宜慢不宜快，慢慢地一口一口吃。④要消除进食的不良情绪模式，"化悲愤为食量"的方法是不可取的。

18. 怎样对伴有冠心病的高血脂患者进行心理调节?

专家解答：愤怒、紧张、过喜等都是引起冠心病的重要不良心理因素，伴有冠心病的高血脂患者在进行心理护理时一定要先去除这些不良情绪，尽量让自己的心情好起来，产生有利于身心健康的积极情绪。在工作中不要给自己太多压力，订立的目标一定要适当，能够根据自己的实际情况来设立目标，因此，当目标达到时，就会获得成功感与喜悦感，能提高情绪的愉快度。在日常生活中要注意避免情绪的波动。

19. 怎样对伴有高血压的高血脂患者进行心理调节?

专家解答：伴有高血压的高血脂患者通常会因为血压增高而导致焦虑、恐惧，从而使血压进一步升高，引发对于疾病的恐惧，因此必须根据患者的心理特征进行对症治疗。首先，此类患者可适当地宣泄愤怒：在日常生活中，会经常遇到一些使人生气愤怒的事，当把愤怒利用合适的方式宣泄或释放出来后，心情就会好一些。其次，要学会控制愤怒情绪：有些人一旦遇到不顺心的事情，顿时怒由心生，愤愤不平，这样就会造成血压迅速上升。因此，应该控制住愤怒的情绪，冷静想想，不要常常动怒，轻易就火冒三丈，否则血压会一再升高，很难控制。

20.怎样对伴有糖尿病的高血脂患者进行心理调节?

专家解答：不良的情绪会加剧病情的发展，特别是抑郁可使血糖代谢的调节功能降低，引起空腹血中胰岛素含量降低和血糖升高，从而加重病情。因此糖尿病患者要积极地进行心理治疗，化解消极情绪，面对现实。①要树立战胜疾病的信心：患者应该保持积极的心态，保持乐观的情绪，主动与疾病做斗争，而作为周围的人更应为他们提供必要的支持性心理治疗，包括同情、体贴、鼓励、安慰，提供解决和处理问题的方法；调整他们对"挫折"的看法，让他们认识到患糖尿病是人生中的一个挫折，调整对挫折的感受，改变对挫折的态度。②提高对饮食的监控意识：经常自我监督定时定量进餐的执行情况，并严格地按定时定量进餐的需要进行矫正。③减少心理刺激：对于社会环境改变，例如亲人丧故、骤然受惊、人际关系紧张、无辜受冤、受诬陷、遭受难以容忍的挫折等这些不良刺激都应尽量避免，一旦遇到也要尽量正确看待，敢于面对，保持稳定的情绪，将危害降到最低。

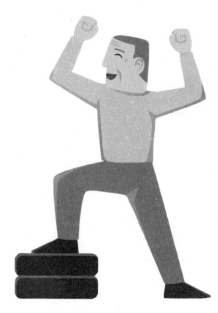

◎控制情绪，保持乐观态度，血压血脂轻松降

二、高血脂患者的运动保健知识知多少

运动保健是高血脂患者实施自我管理的重要内容之一，下面我们连线专家为大家解答关于运动保健的疑问。

1. 高血脂患者是否都适合运动?

专家解答：运动疗法是高血脂患者降低血脂的一个重要方法，但并不是人人都适宜。高血脂不伴严重并发症的患者，一般可参加体育锻炼，并发有以下疾病的高血脂患者应禁止运动：①重度高血压；②严重的糖尿病；③急性心肌梗死；④不稳定型心绞痛；⑤充血性心力衰竭；⑥严重的室性和室上性心律失常；⑦肝、肾功能不全。并发有下列疾病的高血脂患者应尽量减少运动量，进行运动的同时应做好自我监护，有条件的最好运用医疗设备进行监护：控制情况不好的糖尿病；肥厚型梗阻性心肌病、扩张型心肌病和明显的心脏肥大；频发室早、心房颤动；室壁瘤；甲状腺功能亢进；肝、肾功能损害。

2. 高血脂患者跳绳降脂时有哪些注意事项?

专家解答：跳绳对高血脂患者来说是一项比较有益的运动，刚开始跳绳时，应先熟悉跳绳的正确姿势，可以对着镜子或请别人看看你跳绳的姿势是否正确，同时要注意以下事项：

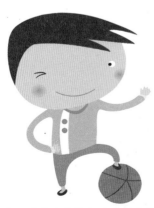

◎虽然运动疗法是降脂的重要手段，但也要因人而异

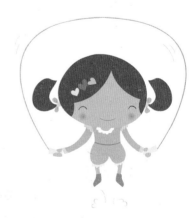

◎掌握正确的跳绳方法，赶走高血脂

①绳子形成美丽的曲线，形状不会松垮无力；②绳子打在地板上的部分不要太多；③能流畅、不感疲倦地持续；④要在绳子着地前跳跃，绳子离开地板后脚着地，调节脚和腰部的弹力，反复这个动作，就能找到容易持续进行的节奏；⑤跳跃时，拳头到达胸部的高度即可；⑥跳绳中，常常会不小心扭伤脚部，因此需要做好准备和缓和动作，以预防运动伤害。

3. 高血脂患者步行降脂的原则有哪些?

专家解答：要达到防治高血脂的目的，需掌握步行的科学要领，牢记"坚持、有序、适度"三原则：①坚持原则：运动贵在坚持，持之以恒是重中之重。②有序原则：有序即循序渐进，刚开始不要走得太快，然后逐渐增加时间，加快速度。③适度原则：所谓

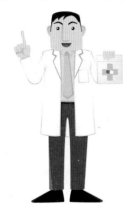

◎步行降脂牢记三原则：坚持! 有序! 适度

适度原则可以概括为一句话："三个三、一个五、一个七"。"三个三"即每天应至少步行3000米、时间30分钟，根据各人的情况，一天的运动量可以分成3次进行；"一个五"即每周至少运动5次以上；"一个七"即步行不需要超负荷，那样反而会不利于身体健康。

4. 高血脂患者慢跑降脂有几种方法?

专家解答：所谓慢跑就是指长时间、慢速度、远距离的运动方法。慢跑可增强心肺功能，促进机体大量吸收氧气。慢跑的方法很多，大体来分，有以下几种可以借鉴。方法一：慢速放松跑，即以较慢的速度、轻松的步伐来进行慢跑。方法二：反复跑，是以一定的距离作为段落，进行反复多次的跑步。方法三：变速跑，就是跑步速度不一致，跑时快一阵慢一阵，并把慢跑本身作为两次快跑之间的恢复阶段。在平时进行变速跑锻炼时，快跑段落的距离及其数目应加以规定，并且必须以同样速度跑完所有的快跑段落。方法四：原地跑，最大好处是可以不挑选场地，即便在家中也可以进行锻炼。方法五：定时跑，是一种不限速度和距离，只要求跑一定时间的运动方法。

5. 高血脂患者能跳舞吗？

专家解答：跳舞是一种主动的全身运动，长期跳舞的人，气质会比较独特。我国古代就有记载，说"作为舞以宣导之"。舞蹈不仅能够疏通凝滞沉积的气血，引导筋骨舒展，具有极好的保健强身功效，同时还带给人很美好的视觉享受。不同的舞蹈，其运动量有很大的差别，如节奏快、动作幅度大的跳法有较好的降脂减肥效果；而慢节奏的舞蹈则效果相对较小一些。有资料报道，各项舞蹈中以跳迪斯科舞降脂减肥效果最为明显。所以，高血脂患者可以适当跳些舞，既在娱乐休闲的同时培养了爱好，更锻炼了身体，治疗了疾病，实在是一举多得的运动项目。

6. 降脂健美操有哪些具体做法？

专家解答：做降脂健美操时，一般能够消耗1500千卡的热量。中老年高血脂伴有严重心、肺、脑疾病的患者及年老体弱者不宜做降脂健美操。另外，如果做操过程中出现头晕、心慌等不适反应，应停止操练，以免发生危险。降脂健美操的具体做法如下：①转体运动：两脚开立，与肩同宽，两手叉腰，上体向左转动至最大限度，还原。依此法再向右转动至最大限度，还原。依此连续转体20～40

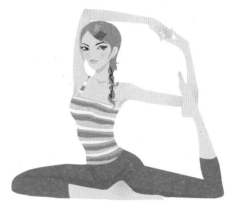

◎有严重心、肺、脑疾病的高血脂患者不宜做降脂健美操

次。②斜转运动：脚开立，比肩略宽，上体前屈，两臂侧伸展，与地面平行，转肩，左手摸右脚外侧(踝部)；转肩，右手摸左脚外侧(踝部)。重复10次。③屈体运动：两脚开立，与肩同宽，下蹲，膝关节尽量屈曲，起立，再下蹲。连续做20次。④仰卧起坐：仰卧位，两手上举向前，带动身体向上坐起，还原，再坐起。连续做20次。⑤墙面俯卧撑：对墙站立，距墙80厘米左右，两手掌贴墙做双臂屈伸练习。连续做20次。⑥原地高抬腿：两脚并立，两臂下垂，掌心紧贴同侧大腿外侧面，先将左脚高抬至尽可能高位，下踩，再将右脚高抬至尽可能高位。交叉连续做20次。

7. 游泳对于高血脂患者有哪些益处？

专家解答：游泳对于高血脂患者

主要有下列好处：游泳可以看作是一种锻炼血管的体操，慢速度的游泳可以使身心得到明显的放松；可以促进全身运动，促进机体的全面发展，以达到减肥的效果；游泳要是长期坚持，呼吸肌会得到很好的锻炼，从而改善和发展呼吸功能；游泳能促进新陈代谢，增强机体适应外界环境变化的能力，可抵御寒冷，预防疾病。

8. 高血脂患者游泳时有哪些注意事项？

专家解答：高血脂患者在进行游泳锻炼时，有几个问题需要特别注意：第一，游泳前必须进行体检。凡有肺结核、细菌性痢疾、传染性肝炎、化脓性中耳炎、严重心血管疾病、皮肤病、红眼病、精神病以及开放性伤口患者都不宜游泳。第二，游泳前应当做好准备活动。第三，游泳有时间限定，饭后和饥饿时不宜游泳。第四，游泳后应做放松活动。

9. 骑自行车能达到降脂效果吗？

专家解答：自行车是一种运行工具，骑自行车是一项运动，而且是一种眼、手、身、腿并用的全身性运动。骑自行车除有益于提高心肺功能和消化功能外，还能促进血液循环和新陈代谢。慢、中速运动量，每小时

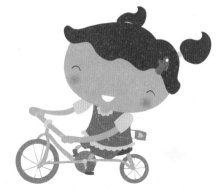

◎骑自行车能提高心肺功能和消化功能，促进血液循环和新陈代谢

骑5000~10000米，每天锻炼30~60分钟，可起到较明显的降血脂作用，并兼有减肥作用。此项运动适用于中老年高血脂患者。研究表明，骑自行车消耗的能量与路面坡度和负载有关。所以，若体力好者要增加运动强度，可选择有一定坡度的路段或者负重锻炼。但需注意的是，在人群较密集的地方，速度不可太快，以防止碰撞跌倒；骑车前要检查车况，如刹车、车铃、轮胎等是否正常，防止运动中发生意外；遇到雨雾冰雪天气，要暂停骑车锻炼，可选择其他方法；若骑车时出现心慌、气闷、头昏等不适症状，要及时下车休息，症状严重者需去医院检查诊疗。

10. 爬楼梯可以帮助降脂吗？

专家解答：爬楼梯也是一项运动，它和登山相似，但爬楼梯更方便，而

且它也是一种有氧运动，对人体大有好处。首先，爬楼梯可使心跳加快，心肌收缩加强，心脏血液输出量增加，血液循环加快，从而改善心脏和肺部的功能，改善血脂代谢，延缓动脉硬化的发生，并使心脏处于良好的功能状态，使体质逐渐增强。其次，爬楼梯在锻炼身体的同时还能够减肥，降低血脂。有人经调查还证实了，爬楼梯是一种全身运动，能使下肢肌肉、骨关节、韧带都得到锻炼，使肌肉发达、关节灵活，神经系统的反应更灵敏。而且，上下楼梯时通过对腹腔的震荡，可以促进肠胃的蠕动和胃液的分泌，有利于增强消化系统的功能。爬楼梯还是预防冠心病、高血压、糖尿病的好办法。但是这种运动，对于老年人或有心脑血管并发症、下肢关节有损伤者是禁止的。而且即使是体质好的患者，亦应重视经常自我检测，以防受到运动伤害。

11. 高血脂患者爬楼梯有哪些降脂要领？

专家解答：①上楼梯要领：上体前倾，头部抬起，双目前视，大腿抬高，髋关节前送，使大小腿间成一直角。上楼梯时采取正确合适的姿势可以达到更好的锻炼效果。②下楼梯要领：下楼梯时同样要采取正确的姿势，髋、膝、踝关节交替活动，能够使下肢肌肉更加灵活，促使静脉血液回流，防止静脉曲张。

12. 登楼健身操有哪些具体做法？

专家解答：台阶俯卧撑：将膝盖跪在第一级台阶上，手撑在高几级的台阶上，使肘弯曲再撑起。台阶反坐撑：坐在第二级台阶上，将手撑在第三级台阶上，把脚平放在地上，撑起身体至手臂伸直。台阶腿腹练习：将一只脚放在第二或第三级台阶上，另一只脚放在地面上，身体挺直，使臀部向着抬起脚的方向反复移动，换另一只脚重复做。台阶仰卧起坐：面对楼梯躺在地上，使脚跟搁在第二或第三级台阶上，两臂交叉放在胸前，缓缓起身，重复做。台阶足跟起落：重心脚站在第一级台阶上，脚掌踩在台阶边缘，

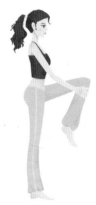

◎掌握正确的登楼健身操方法，不知不觉降血脂

另一只脚踏在第二级台阶上，重心脚脚跟抬高直到脚趾撑地，稍停片刻再把脚跟下降到台阶平面以下，换脚重复做。台阶压腿前屈：面对楼梯站立，将一条腿放在与臀部同高的台阶上，支撑腿不能弯曲，上体向脚尖方向前屈，换腿重复做。台阶胸腿运动：面对楼梯站立，脚尖距楼梯约10厘米远，双手撑在与腰部同高的台阶上，双腿伸直，尽量压低胸和肩部，向后移动臀部，反复做。

13. 高血脂患者打太极有哪些降脂要领?

专家解答：在练习太极拳时，动作要规范，需要掌握以下要领：①动作要领：动作连贯，柔和缠绕，劲力完整。太极拳要求手、脚、头、眼神配合一气，保持上下相随，节节贯穿，连续圆活，轻柔自然地做好每一个动作。而且，在每一个动作的转换过程中不能有停顿和断开的感觉，要似停而非停，在似停的一瞬间，动作表现得极缓，但仍要求保持所有的动作能连续不断地进行，总体来讲就是绵软而有力道。②劲力要领：整套太极拳的劲力配合也较讲究，自始至终劲力要均匀。动作的速度需保持大致相等，不能使用蛮力与拙力。要快都快，要慢都慢。初学者速度开始要慢，反复

练熟后，再逐渐加快，做到快慢、轻重得心应手，动作才能表现得柔和、自然、优美。③呼吸要领：呼吸配合，意念集中，以意导动，意动行随。开始练习太极拳之前，首先要调整呼吸。开始时用自然呼吸、腹式呼吸，练久后需要用呼吸配合动作。一般呼气时间稍长，动作均在推、展等末段部分；吸气时间稍短，动作处于收、提等的开始阶段。随着动作变化，一呼一吸要自然而又有意识地配合进行锻炼。

14. 运动降脂也要控制好运动量吗?

专家解答：一般来讲，运动应达到个体最大心率的79%～85%，以有节奏、重复性、轻中等强度活动为宜，如步行、慢跑、游泳、跳绳、骑自行车等。运动持续时间也应长短合理，达到上述心率要求后可维持20～30分钟。锻炼者可以根据自己的身体状况与实际情况来判断运动量是否合适，如果运动之后食欲增加，睡眠良好，身心轻松，精力充沛，即使增大运动量也不感到疲劳，这是动静结合、运动量适宜的表现；反之，如果运动后锻炼者食欲减退，头昏头痛，自觉劳累汗多，精神倦怠，说明运动量过大，应酌减；如果减少运动量后锻炼者仍出现以上的症状，而且疲劳的时

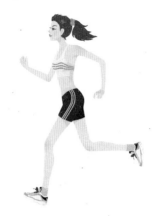

◎运动降脂应控制好运动量

间很长，则应该去做身体检查。一般情况下，在锻炼前，可先测1分钟的脉搏数，锻炼后再测1次。如果运动量适宜，正常健康的老年人运动后的最高心率不要超过170减去年龄数。

15. 高血脂患者可运动多长时间？

专家解答：高血脂患者在进行运动锻炼时应当控制好运动时间。如果很长时间都没有锻炼而突然开始锻炼了，那么刚开始坚持5分钟就可以了，一天锻炼多次，累计时间至少为40分钟。如每天快走或跑楼梯3次，每次15分钟，或每天进行2次，每次20分钟，都可达到锻炼的目的。如果你每天锻炼不足20分钟，那么你的健康情况就不可能得到很好的改善，应将每次连续的有氧运动持续时间逐渐增加至20～60分钟，每周锻炼3～5次。而且热身活

动和锻炼后的恢复活动不应该包括在20～60分钟的有氧运动中。

16. 高血脂患者应挑选什么时间做运动？

专家解答：降脂运动的时间最好安排在晚饭后或晚饭前2小时最佳。晚饭前2小时机体处于空腹状态，运动所需的热量会由脂肪氧化来供应，可有效地消耗掉脂肪；晚饭后2小时运动，可消耗晚饭摄取的能量，达到降脂的目的。

17. 体力劳动和体育锻炼可以画等号吗？

专家解答：不可以。体力劳动虽然也能够消耗热量，可是要治疗高血脂，体力劳动的效果并不是很好，不能够代替体育锻炼。这是因为体育锻炼不但能消耗热量，更重要的是能使全身各个部位平衡、协调地得到锻炼和发展。而体力劳动往往不能使全身协调运动，只能使某些部位的肌肉、关节得到过度的活动，甚至造成劳损，而其他一些部位则得不到锻炼。所以，采取科学的体育锻炼方式，对老年人，特别是对于平时活动少的老年人保持各个关节的灵活性及各部位肌肉的力量、保持机体活力，意义重大。

18. 高血脂患者适合晨练吗？

专家解答：可以，但是要注意晨练的时间不要太早，时间过早，天比较黑，容易跌跤，而且时间过早，气温也很低，很容易受凉感冒，引发慢性支气管炎急性发作、心绞痛、心肌梗死和脑卒中等疾病，所以最好在太阳初升后再外出锻炼，并要注意保暖。此外，切忌在清晨进行剧烈运动，早晨是心血管疾病的高发时间。这是由于早晨人体的交感神经兴奋性比较强，此时会引起小血管的收缩，导致血压升高，严重时就会引起心肌缺血。上午人体内的血液黏稠度也比较高，容易导致血栓形成。如果这个时候进行剧烈运动的话，会加速上述情况发生的进程，从而导致冠心病等心脑血管并发症的发生。所以，高血脂患者在清晨运动不要过于激烈。

19. 强度越大的运动就代表降脂的效果越好？

专家解答：很多人都会有这样错误的认识。但是，据研究表明，消耗

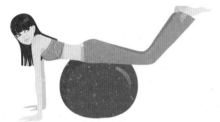

◎运动贵在坚持，一旦出现不适症状应立即停止

脂肪的多少取决于锻炼时间的长短，而非运动锻炼的强度。人在刚开始运动时，首先消耗的是体内的葡萄糖，等到把葡萄糖消耗完毕后，才开始由脂肪分解供给能量。所以，当运动强度过大，在还没开始消耗脂肪时或者消耗量很少时，人便会因负荷太大就开始感觉累了，不得不停止运动，这样也达不到运动降脂的目标。

20. 早晨、下午或晚上锻炼，哪个效果更好？

专家解答：许多人认为晨练的效果好，其实早晨人体的血液黏稠度较高，比较容易发生血栓，引发心脑血管疾病。而下午或晚上，特别是黄昏时分，人体的各项生理状况都比较平衡，机体的应激能力也达一天中的最高峰，此时运动，不但可避免一些疾病的发生，运动降脂的效果也较好。

21. 肥胖及血脂情况会在停止锻炼后反弹吗？

专家解答：有些人经过一段时间的锻炼，中途停止后出现发胖、血脂升高的情况，这是因为人们在停止锻炼后的饮食和锻炼期间一样，缺少了运动的消耗，多余的热量便积聚在体内了，从而引起发胖和血脂升高，并不是"反弹"。

三、高血脂患者的治疗检查与用药知识知多少

"我需要做什么检查？""我需要用降脂药吗？"相信高血脂患者或多或少都会有一些这样的疑问，下面就由我们连线专家，为大家一一解答。

1. 血脂检测包括哪些项目？

专家解答：临床上检测血脂的项目较多，比较常见的是总胆固醇 (TC)、三酰甘油 (TG)、高密度脂蛋白胆固醇 (HDL-C)、低密度脂蛋白胆固醇 (LDL-C)、载脂蛋白 B(apoB)、载脂蛋白 AI(apoAI)、脂蛋白 a 等，根据各个医院的条件，检查项目会有所不同。但是，TC、TG、HDL-C、LDL-C 这四个是最基本的临床实用的检测项目，是血脂检验中不可缺少的。

2. 哪些人需要定期检测血脂？

专家解答：卫生部心血管病防治研究中心发布的《中国成人血脂异常防治指南》指出，40 岁以上的男人以及绝经期后女性应每年查一次血脂。对于 40 岁以下的成年人，可在 20 岁时做第一次血脂化验，以后隔两年查一次。如家族中有高血脂患者，应将初次查血脂年龄提前。在定期的检查中，如出现一次检查结果显示为高血

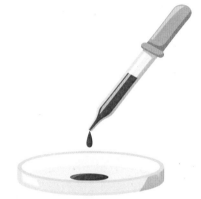

◎40岁以上的男人以及绝经期后女性应每年查一次血脂

脂，不必马上接受治疗，因为检查结果可能受一时性的高胆固醇、高脂肪饮食的影响而出现偏差。遇到这样的情况，可将自己这段时间的饮食及运动情况告知内科医师，以确定是否需要开始接受治疗，或是否需要隔一段时间再进行复查。

3. 检查血脂之前要空腹吗？

专家解答：检查血脂之前应保持空腹12小时以上。正常人餐后血清三酰甘油水平一般可持续升高9～12小时。在此期间，进食会使血清的脂质

和脂蛋白成分发生改变，特别是进食肥肉、蛋黄等物质时，其血液中会出现乳糜颗粒，此时测出来的三酰甘油浓度有可能是空腹12小时以后的数倍乃至数十倍。所以，只有保持空腹12小时，让脂蛋白脂酶彻底水解了脂类物质，得到的检验结果才比较准确，才不会发生误诊的情况。

4. 检查血脂时需要注意的问题有哪些?

专家解答：血脂水平容易受许多因素的影响，所以在检查血脂前应注意以下四点：①进行血脂检查前，应维持原来的饮食习惯至少两个星期，并且在抽血前3天内要避免高脂饮食，24小时内要禁酒。如刻意改变饮食习惯，如大鱼大肉地摄取高脂肪、高胆固醇、高糖饮食或者改吃素食，都会影响检查结果，不能反映出真实的血脂水平，影响诊疗。②检查血脂应避免一些生理、病理情况的影响，应保证至少在抽血前4～6周内，没发生过急性病。因为急性心肌梗死、急性感染、发热、创伤、妇女月经期和妊娠等都可影响血脂和脂蛋白含量。另外，有些药物如避孕药、部分降压药、激素等，也会影响血脂水平，所以最好在抽血前数天或数周内停用。③剧烈运动等因素也会对血脂水平造成影响，所以切忌匆匆忙忙地赶到医院就马上抽血化验，应至少坐着休息5～10分钟。④为了避免实验室误差或者一时性的高脂、高胆固醇饮食习惯所带来的影响，当检验结果接近或超过参考值时，可以隔一周后，再到同样的医院抽血复查，然后才能确诊是否患有高血脂，才能决定是否实施防治措施。

5. 血脂化验单中总胆固醇增高或降低传递着什么信号?

专家解答：总胆固醇的正常参考值为2.8～6.2毫摩尔／升(110～240毫克／分升)，它的数值增高常见于动脉粥样硬化、肾病综合征、胆管阻塞、糖尿病、黏液性水肿、高血脂等；数值降低常见于恶性贫血、溶血性贫血、甲状腺功能亢进、营养不良等。

6. 血脂化验单中三酰甘油增高或降低传递着什么信号?

专家解答：三酰甘油的正常参考值为0.23～1.24毫摩尔／升(20～110毫克／分升)。它的数值增高常见于动脉粥样硬化、肥胖症、严重糖尿病、肾病综合征、胰腺炎、迁延性肝炎、脂肪肝、糖原累积病、高血脂等；数值降低常见于甲状腺功能亢进、肝功能严重低下、恶病质等。

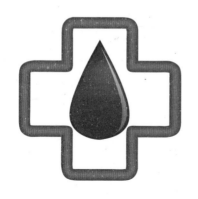

◎三酰甘油的正常参考值为0.23~1.24毫摩尔／升(20~110毫克／分升)

7. 血脂化验单中低密度脂蛋白增高或降低传递着什么信号?

专家解答：低密度脂蛋白的正常参考值为1.9~3.5毫摩尔／升(73~135毫克／分升)。它的数值增高常见于心脑血管疾病，亦见于甲状腺功能减低、肾病综合征、肝脏疾病、糖尿病等；数值降低，则要警惕脑卒中的发病危险。

8. 血脂化验单中高密度脂蛋白增高或降低传递着什么信号?

专家解答：高密度脂蛋白的正常参考值为大于1.0毫摩尔／升(40毫克／分升)。现已证实 HDL 是一种抗动脉粥样硬化的脂蛋白、冠心病的保护因子，其含量与动脉狭窄程度呈显著负相关，在估计心血管的危险因素中其临床意义比总胆固醇和三酰甘油更重要。它的数值增高可使发生动脉粥样硬化的危险度降低；数值降低常见于脑血管病、冠心病、高三酰甘油血症、糖尿病等，可使得动脉硬化的危险度增高。

9. 何谓高密度脂蛋白?

专家解答：高密度脂蛋白是血清中密度最大但是体积最小的一组脂蛋白，主要在肝脏和小肠内合成，在血液中由酯化型胆固醇和极低密度脂蛋白所生产，主要负责"回收"胆固醇，所以常被称为"好胆固醇"。高密度脂蛋白"享誉"医学界，拥有多个"头衔"。如，它是血管内的"脂质清道夫"，因为它能够把血液中多余的胆固醇转运至肝脏，部分分解成胆汁酸而排出体外；它又是"抗动脉硬化因子"，因为它能够自由进出动脉壁，清除沉积于血管壁的脂质斑块，并且能够修复血管内膜的破损，最大程度地恢复和保护血管弹性。

10. 何谓低密度脂蛋白?

专家解答：低密度脂蛋白主要由极低密度脂蛋白代谢转变而来，它主要负责"运输"胆固醇，把肝脏合成的胆固醇运输至全身的细胞，它常被称为"坏胆固醇"。这是因为，相对其他的脂蛋白来说，低密度脂蛋白携带胆固醇的量最多。低密度脂蛋白在人体内的清除形式有两种。其中 2/3 是通过受体介导途径吸收入肝和肝外组织，经过代谢后而被清除的；另外的 1/3，是通过一条"清扫者"通路而被消除的，在这条通路中，巨噬细胞会与低密度脂蛋白结并发吸收其中的胆固醇，从而使胆固醇停留在细胞内，变成"泡沫"细胞。因此，低密度脂蛋白和高密度脂蛋白刚好相反，它是把胆固醇带入动脉壁细胞的。所以，当低密度脂蛋白水平过高时，就有可能引致动脉粥样硬化。

11. 何谓乳糜颗粒?

专家解答：乳糜颗粒主要来源于食物脂肪，它是将含有油脂和脂肪的食物转变成三酰甘油之后流动在血液中的脂蛋白，这种颗粒体积最大、密度最低。乳糜颗粒主要的功能是在小肠内结合被小肠吸收后的三酰甘油，通过淋巴进入血液，从而将三酰甘油输送至需要能量的各组织器官。在到达"目的地"后，脂蛋白脂酶会催化乳糜释放出三酰甘油，并且使三酰甘油分解成游离脂肪酸以供能，多余的三酰甘油会蓄积于内脏和皮下的脂肪组织内。乳糜颗粒的浓度在血浆中升得快降得也快，正常人进食后，血浆中的乳糜颗粒浓度可达空腹时的数倍乃至数十倍，但是由于乳糜颗粒的半衰期很短，仅为 5~15 分钟，所以它很快就会被清除。乳糜颗粒体积较大，不能进入动脉壁，所以一般认为与动脉粥样硬化的发生无关。但是，最新的研究发现，乳糜颗粒的中间代谢产物——极低密度脂蛋白可能与动脉粥样硬化有关。

12. 何谓极低密度脂蛋白?

专家解答：极低密度脂蛋白主要由肝脏合成，三酰甘油是其主要的成分，它的主要功能是把肝脏中合成的内源性三酰甘油运送至肌肉和脂肪组织。一般来说，正常人体内的极低密度脂蛋白大部分会代谢变成低密度脂蛋白，但是由于极低密度脂蛋白在血中的代谢较慢，半衰期为 6~12 小时，所以，空腹时血中仍会有一定含量的极低密度脂蛋白。此类脂蛋白的体积

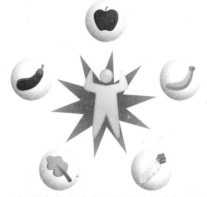

◎极低密度脂蛋白的主要功能是把肝脏中合成的内源性三酰甘油运送至肌肉和脂肪组织

182

较大，不易透过血管内膜，而且携带胆固醇的量相对较少，所以，一般认为，正常的极低密度脂蛋白不会引起动脉硬化，但是，其代谢产生的中密度脂蛋白可致动脉硬化。极低密度脂蛋白增高的主要原因是三酰甘油的增高，可见于酗酒者以及肥胖、糖尿病、肾病综合征、尿毒症、胰腺炎等患者，还可见于禁食者、妊娠者。测定极低密度脂蛋白时，需同时测定分析三酰甘油、胆固醇以及其他脂蛋白。

13. 如何解读高血脂的三级预防呢?

专家解答：高血脂的三级预防包括一级预防、二级预防和三级预防。①一级预防：针对高血脂的易患人群，其预防内容主要包括：高血脂的易患人群需定期进行血脂检测；日常饮食应注意控制热量，应以低脂肪、低胆固醇、高纤维的膳食为主，远离动物内脏，同时要加强体育锻炼；肥胖者要积极减肥；积极治疗可引起高血脂的病症，如糖尿病、肾病综合征、甲状腺功能减退等。②二级预防：针对轻、中度高血脂患者，其预防内容主要包括：饮食治疗、运动治疗、药物治疗。③三级预防：针对高血脂引发的并发症的治疗，高血脂容易引发的并发症包括冠心病、脑中风、脂肪肝、胰腺炎、

肺栓塞等。

14. 高血脂患者要符合哪些条件才能用药?

专家解答：要使用降血脂药物的高血脂患者必须符合以下条件：①总胆固醇 ≥ 5.2 毫摩尔 / 升或低密度脂蛋白 ≥ 3.38 毫摩尔 / 升，且存在两个以上的心血管疾病的危险因子 (心血管疾病的危险因子包括：高血压、糖尿病、男性 45 岁以上、女性 55 岁以上或停经后未服用激素补充治疗、早发性冠心病家族史、抽烟)；②总胆固醇 ≥ 6.24 毫摩尔 / 升或低密度脂蛋白 ≥ 4.16 毫摩尔 / 升；③三酰甘油 ≥ 5.2 毫摩尔 / 升，并且并发有总胆固醇与高密度脂蛋白的比值 > 5 或高密度脂蛋白 < 0.9 毫摩尔 / 升；④三酰甘油 > 2.6 毫摩尔 / 升且有急性胰腺炎危险者。如果并发有心血管疾病的还需符合：

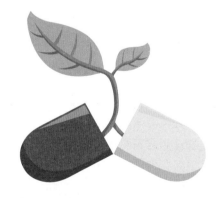

◎高血脂患者应该在医生的指导下安全用药

总胆固醇≥5.2毫摩尔/升或低密度脂蛋白≥3.38毫摩尔/升；三酰甘油≥5.2毫摩尔/升且并发有总胆固醇与高密度脂蛋白的比值＞5或高密度脂蛋白＜0.9毫摩尔/升。

15. 高血脂患者要设立什么样的药物治疗目标？

专家解答：①没有冠心病，且危险因素小于两个的，治疗目标为低密度脂蛋白胆固醇 (LDL-C) ＜4.1毫摩尔/升；②没有冠心病，且危险因素大于等于两个的，治疗目标为低密度脂蛋白胆固醇 (LDL-C) ＜3.4毫摩尔/升；③伴有冠心病的，治疗目标为低密度脂蛋白胆固醇 (LDL-C) ＜2.6毫摩尔/升。

16. 降血脂药的正确服用方式是什么？

专家解答：首先要对药物有准确的理解，这个理解包括理解药物的名称、药物的功效、用法用量以及会发生的副作用，如有疑问，可立即向医生咨询。特别是降血脂药物联合用药时可能引发比较严重的不良反应，所以患者对自己所用药物一定要了解，还可以让医生了解自己的用药史，为医生的诊疗提供重要的资料。其次，送服药物时要用白开水，且应该在服

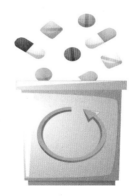

◎掌握正确的服药时间，忌用果汁饮品服药

药的同时摄入足够的水，否则可能不能使药物得到充分溶解，进而影响药效。要切忌用果汁类饮品送服，因为部分他汀类药物如与果汁一起服用可能会使血液浓度升高，增加引发横纹肌溶解综合征的风险。此外，要掌握正确的服药时间，服药时间根据所选的药物的不同而异，但是如果是一天服用一次的降脂药，可选择在晚餐后服用，因为胆固醇的合成在夜间的时候特别活跃。

17. 干扰血脂正常代谢的药物有哪些？

专家解答：临床试验研究证实，有以下三大类药物可干扰血脂的正常代谢：①利尿剂：利尿剂会引起血脂的改变，目前认为与糖代谢异常有关，常见的双氯噻嗪和氯噻酮可升高总胆固醇和三酰甘油的水平，而呋塞米可

降低高密度脂蛋白。② β 受体阻滞剂：一般 β 受体阻滞剂服用两周内，对于血脂水平没有明显的影响，但是长期服用后，会使血脂水平明显增高，而且会随着时间的迁延有程度上的增加。如普萘洛尔，服用两个月后可仅表现为升高三酰甘油、降低高密度脂蛋白，服用 1 年后，就会使总胆固醇和低密度脂蛋白升高。③口服避孕药：研究证实，口服避孕药可引起胆固醇、三酰甘油、极低密度脂蛋白和低密度脂蛋白升高，从而增加引发动脉粥样硬化的危险。所以，服用口服避孕药要定期进行血脂等有关方面的检查，并且不能滥用。

18. 服用降脂药物时要注意些什么呢？

专家解答：①要坚持长期服用，不可擅自停用或中断，否则可能影响降脂的疗效，出现血脂反弹的情况，甚至引发心脑血管疾病。②不可擅自更换药物品种及剂量。由于降脂药物多多少少都会伴有一些不良反应，有其使用的禁忌，并且也不可与某些药物同用，所以医生开的处方是针对每一个个体化的病人的实际情况的，如需改变药物及剂量，请在医生的指导下进行。③定期复查血脂和肝肾功能等。在初次服药的 1～3 个月内要复查一次，以后定期复查，这样有利于医生根据复查结果帮患者调整用药的剂量，以及及时应对药物带来的不良反应。④在服用降脂药的同时，饮食治疗和运动治疗不能少，应同步进行，这样才能更好地达到降血脂的效果。⑤降血脂的药物都会有一些不良反应，如会引起肌肉疼痛、转氨酶升高等。所以患者在服用药物之前要详细阅读药物说明书，如果发生不良反应或者不良反应较大，应及时跟医生联系，以便更换药物或调整药物剂量。

19. 不宜使用降脂药的高血脂患者有哪些？

专家解答：①有活动性肝炎的病人：降脂药物需在肝脏内代谢，会对肝脏造成一定的损害，而有活动性肝炎的病人本身就已经有肝脏功能的损害了，再服用降脂药，会严重影响肝

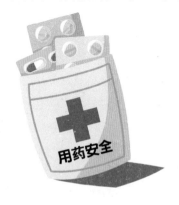

◎有活动性肝炎和怀孕或哺乳期的妇女不宜使用降脂药

脏功能。②怀孕或哺乳期的妇女：临床研究证明，他汀类药物在降低胆固醇生物合成的同时，也会减少与胎儿发育相关的类固醇等，可能影响胎儿发育，所以孕妇最好不要服用降脂药物；为了防止降脂药物经人乳分泌被宝宝吸收，哺乳期的妇女最好也禁用。③70岁以上的老年病人，伴有慢性充血性心力衰竭、晚期脑血管疾病或活动性恶性肿瘤的病人，都不宜服用降脂药。

20. 哪些是常用的降血脂药物？

专家解答：降血脂药物可分为降三酰甘油的药物以及降低胆固醇的药物两大类。而降三酰甘油的药物又包括烟酸类、贝特类、氯贝丁酯类、天然鱼油浓缩剂四大类，常见的有烟酸、烟酸铝、烟酸肌酯、灭脂灵、阿西呋喃、非诺贝特、氯贝丁酯等；降低胆固醇的药物可分为他汀类、不饱和脂肪酸类、胆酸隔置剂、激素类、谷甾醇、维丙胺、丙丁酚、胆碱磷脂、酶类药物、葡萄糖酐酸酯、泛硫乙胺、肝素类药物、其他类等，常见的有落发他汀、立平脂、亚油酸、考来烯胺、脱羟雌酮、谷甾醇、维丙胺、弹性酶、降脂灵等。降脂药物的具体药理、用法、不良反应可参照p196"常见降脂药物表"。

21. 治疗高血脂时联合用药有哪些注意事项？

专家解答：联合用药的好处在于能够提高疗效，更好地调节血脂水平以及预防并发症的发生，但是联合用药也增加了不良反应的风险，尤其是横纹肌溶解综合征等致命性的危险。所以在联合用药的过程中要注意：①不是任何药物都可以联合应用的，比如他汀类药物如果与大环内酯类药物、烟酸类降脂药、贝特类降脂药等药物联用，都会增加横纹肌溶解症的风险。②注意血脂的监测，定期到医院进行复查。③不可擅自停用联合用药中的某种药物，否则可能影响治疗效果，也不可随意更换药物，以免引发不良反应。

22. 服用降脂药时要避开哪些抗生素？

专家解答：目前在临床上应用得最广泛的降脂药物是他汀类降脂药。临床发现，在服用他汀类降脂药的同时，盲目乱用其他药物是诱发横纹肌溶解综合征的重要原因之一。如红霉素、克拉霉素、罗红霉素等大环内酯类抗生素，它们在人体内的代谢会抑制他汀类药物的代谢，从而使他汀类药物的血药浓度升高，增加横纹肌溶解综合征发生的危险性。另外，酮康唑、伊曲康唑、新霉素、环孢霉素与他汀类药物合用也会导致横纹肌综合征发生的危险性增加。

23. 哪些抗高血压药物会使血脂升高?

专家解答:可升高血脂的抗高血压药物常见的有以下四种:①复方降压片:复方降压片是一种理想的降压药物,是常用的降压药物之一,但是临床实验发现,复方降压片可使三酰甘油水平明显增高,并且还会降低高密度脂蛋白,使胆固醇明显增多。②双氢克尿噻:许多临床实践还发现,大量服用双氢克尿噻还会使血液中的三酰甘油浓度明显升高,增加血液的黏稠度。③硝苯啶硝苯啶是目前比较

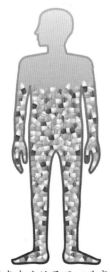

◎高血脂患者应该忌用可升高血脂的抗压药

理想的治疗高血压药物,对于高血压急症患者疗效尤为显著。它是一种钙离子拮抗剂,具有很强的血管扩张作用,但是此药除了会出现眩晕、恶心、呕吐等不良反应外,还会使血液中的三酰甘油和胆固醇浓度显著增高。④普萘洛尔:普萘洛尔是一种 β 受体阻断剂,对于心律失常、心绞痛、高血压有很好的治疗作用,但是有患者服用此药后,出现胆固醇和三酰甘油明显增高的情况。这四种药高血脂患者忌用。

24. 何谓横纹肌溶解综合征?

专家解答:横纹肌溶解综合征俗称"肌肉溶解",是由于肌细胞产生毒性物质而导致肾发生损害的一种疾病。我们知道,人体的肌肉有三种——心肌、平滑肌、骨骼肌,其中心肌及骨骼肌有横纹,横纹肌溶解综合征常发生于骨骼肌。引起横纹肌溶解综合征的原因,除降脂药物以及降脂药物联用外,滥用 β2 受体激动剂、苯丙胺、引起低钾血症的药物等也是重要的原因。横纹肌溶解综合征的临床表现一般有急性的肌肉疼痛、痉挛、水肿,触诊肌肉的时候有"注水感",还会有恶心呕吐、酱黄色尿等症状。严重的横纹肌溶解综合征,大约有1/3的病例会发生急性肾功能衰竭,早期的时候还

会伴有高钾血症、高尿酸血症和高磷酸血症，后期的时候可发生高钙血症。

25. 何谓血液去脂疗法？

专家解答：所谓血液去脂疗法，是采用一些化学和物理的办法直接去除血浆中的脂类，从而达到降脂的目的。主要有以下三种方法：①血浆交换法：抽取出病人的静脉血300～500毫升，然后用机器对血液进行分离，再将分离出的血中的有形成分回输入人体内。此法虽然方便安全，疗效确定，但是在分离的过程中，会把高密度脂蛋白也分离了出去。②选择性低密度脂蛋白祛除法：包括双膜过滤装置法、肝素-琼脂糖珠吸附法、低密度脂蛋白抗体琼脂糖亲和层析、硫酸葡萄糖吸附法等。其中，双膜过滤装置法的降胆固醇作用最为显著。此法的优点是安全、简便、易于处理。③磁光氧快速去脂降黏疗法：此法的特点是全电脑控制，采用分子生物学、分子物理学等高新科学手段，运用去脂转化技术、磁共振技术、射频光辐照技术、离子氧合技术，将血液中多余的脂类等除去。实施这种手段的大型血液磁光氧快速去脂降黏治疗机是目前国内外最新科技心脑血管疾病治疗设备，可有效地控制动脉硬化、冠心病等心脑血管疾病。

血液去脂疗法虽然简单、方便，且疗效确定，但是，并不是每个人都适宜。一般来说，此法只适用于遗传性高胆固醇血症的患者，或者血脂水平超过正常标准1倍以上、吃药无效的高血脂患者。对于一般的高血脂患者，一来偶尔一次的血液去脂疗法对于降血脂的意义不是很大，二来血液去脂疗法在清除有害脂质的同时，也会把部分有益的高密度脂蛋白和免疫球蛋白等清除掉，引发不良反应。所以，高血脂患者调控血脂不要想着采用什么简单、省事的办法，实实在在地做好饮食控制、运动疗法以及药物疗法。

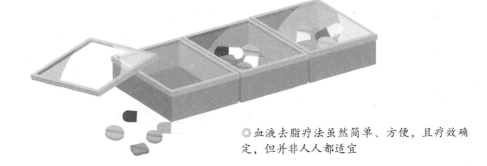

◎血液去脂疗法虽然简单、方便，且疗效确定，但并非人人都适宜

常见主食热量表

（单位：千卡/100克）

食品名称	热量	食品名称	热量	食品名称	热量	食品名称	热量
土豆片	612	大麦	307	糙米(未蒸)	368	粉皮	61
黑芝麻	531	荞麦粉	304	糙米(熟)	111	菜干	136
白芝麻	517	烧饼(糖)	302	小米粥	46	腐乳(白)	133
油面筋	490	烙饼	255	粥(粳米)	46	臭豆腐	130
白薯干	340	地瓜馒头	233	豆沙	243	北豆腐	98
土豆粉	337	麸皮	220	红豆馅	240	酸豆乳	67
粉条	337	花卷	217	火腿	211	红小豆	309
地瓜粉	336	蒸馒头	208	桂林腐乳	204	杂芸豆	306
方便面	472	水面筋	140	豆腐丝	201	带皮蚕豆	304
油饼	399	烤麸	121	素鸡	192	白芸豆	296
油条	386	蒸粳米饭	117	素什锦	173	南豆腐	57
莜麦面	366	蒸籼米饭	114	素大肠	153	豆奶	30
燕麦片	367	煮面条	109	薰干	153	豆浆	14
小米	358	鲜玉米	230	酱豆腐	151	豆腐脑	10
薏米	357	白薯(白心)	121	香干	147	豆腐	244
籼米	351	血糯米	343	豆腐干	140	豌豆(干)	313
高粱米	351	粳米(标一)	343	上海南乳	138	油炸豆花	400
富强粉	350	黄米	342	干细米粉	346	黑豆	381
切面	285	玉米面(白)	340	香大米	346	黄豆	359
标准切面	280	玉米面(黄)	341	籼米(标二)	345	去皮蚕豆	368
通心粉	350	素虾(炸)	576	标准挂面粉	344	卤干	336
大黄米	349	腐竹皮	489	标准粉	344	虎皮芸豆	334
糯米	348	腐竹	459	玉米(白)	336	绿豆面	330
标二粳米	348	豆浆粉	422	玉米(黄)	335	绿豆	316
富强挂面	347	黄豆粉	418	粉丝	335	杂豆	316
粳米	347	豆腐皮	409	黑米	333	红芸豆	314
玉米糁	347	油炸豆瓣	405	煎饼	333	白薯(红心)	110
		油炸豆花	400				

注：1千卡=4.186千焦

常见蔬菜热量表　　　(单位：千卡/100克)

食品名称	热量	食品名称	热量	食品名称	热量	食品名称	热量
黑竹笋(干)	280	香椿	62	芹菜	30	芦笋	21
红尖干辣椒	241	枸杞菜	90	芥蓝	24	莴笋叶	20
黄花菜	226	黄豆芽	44	小水萝卜	29	绿豆芽	18
白竹笋	306	胡萝卜(黄)	44	竹笋	30	西洋菜	23
紫皮大蒜	153	玉兰片	43	西红柿	20	黄瓜	16
大蒜	148	鲜姜	43	长茄子	20	小白菜	19
毛豆	232	洋葱	43	西蓝花	40	牛俐生菜	10
豌豆	250	胡萝卜(红)	39	辣椒(红小)	40	大白菜	18
蚕豆(鲜)	335	扁豆	41	香菜	38	酸菜	14
慈姑	106	蒜苗	45	苋菜(紫)	42	白菜(小口)	16
番茄酱	81	羊角豆	42	芹菜叶	31	大叶芥菜	20
绿皮茄子	28	榆钱	36	青萝卜	33	旱芹	21
苋菜(青)	34	苦菜	35	茎蓝	38	萝卜樱(白)	14
腌雪里蕻	27	刀豆	39	大葱(鲜)	37	莴笋	23
小葱	33	芥菜头	40	冬寒菜	52	葫芦	17
菠菜	27	包菜	26	竹笋(春笋)	30	水芹	18
菜花	29	韭黄	25	白豆角	31	生菜	14
茴香	28	油豆角	22	青蒜	36	冬瓜	14
小叶芥菜	27	毛竹笋	31	豇豆	30	白菜薹	30
茭白	31	心里美萝卜	24	豇豆(长)	30	竹笋(鞭笋)	24
油菜	31	蒜黄	22	豌豆苗	30	茭笋	30
青尖辣椒	27	茼蒿	26	红菜苔	56	面西胡瓜	11
南瓜	26	番茄罐头(整)	21	四季豆	29	芸豆	26
柿子椒	27	茄子	23	荷兰豆	31	银耳(干)	200
芋头	94	丝瓜	24	蓟菜	31	水发黑木耳	21
土豆	81	空心菜	26	木瓜	31	黑木耳(干)	205
甜菜	83	小红萝卜樱	22	韭菜	29	香菇(鲜)	19
藕	80	木耳菜	26	卞萝卜	30	香菇(干)	211
苜蓿	60	白萝卜	22	苦瓜	23	草菇	23
荸荠	76	油菜薹	22	菜瓜	20	金针菇	26
山药	67	西葫芦	25	猴头菇(罐装)	13	干姜	287
蕨菜(脱水)	251						

常见水果果仁热量表 （单位：千卡/100克）

食品名称	热量	食品名称	热量	食品名称	热量	食品名称	热量
松子仁	698	松子(生)	2000	核桃(干)	1458	松子(炒)	1997
葵花子(炒)	118	酥梨	60	葡萄(紫)	49	枇杷	63
葵花子仁	606	黄元帅苹果	69	桃	52	小叶橘	47
山核桃(干)	2504	金橘	55	蜜橘	55	冬果梨	43
葵花子(生)	1194	京白梨	70	菠萝	60	杏子罐头	37
榛子(炒)	2829	国光苹果	69	桃酱	273	杏	40
花生(炒)	830	桃(黄桃)	58	草莓酱	269	李子	40
花生仁(炒)	581	海棠罐头	53	干枣	330	柠檬	53
南瓜子(炒)	844	倭锦苹果	58	柿饼	258	李子杏	38
西瓜子(炒)	1333	鸭广梨	66	椰子	700	哈密瓜	48
南瓜子仁	566	牛油果	161	乌枣	386	西瓜	58
花生仁(生)	563	葡萄(巨峰)	70	黑枣	233	糖水梨罐头	33
西瓜子仁	556	玫瑰香葡萄	58	密云小枣	233	芒果	53
榛子(干)	2007	桑葚	49	莲子(糖水)	201	磨盘柿	76
杏仁	562	青香蕉苹果	61	金丝枣	488	草莓	31
白果	355	红香蕉苹果	56	栗子(鲜)	231	红肖梨	34
栗子(干)	472	黄香蕉苹果	56	红果(干)	152	杨桃	33
莲子(干)	344	橄榄	61	酒枣	159	甘蔗汁	64
葡萄干	341	莱阳梨	61	鲜枣	140	玛瑙石榴	111
苹果脯	337	苹果梨	51	芭蕉	160	青皮石榴	111
杏脯	329	紫酥梨	80	红果	134	无花果	59
核桃(鲜)	763	冬果梨罐头	47	香蕉	154	红元帅苹果	70
金丝小枣	398	橙子	64	人参果	91	桃罐头	58
果丹皮	321	巴梨	58	海棠	85	红星苹果	67
无核蜜枣	321	祝光苹果	55	柿子	82	火龙果	74
桂圆肉	313	桃(早久保)	53	桂圆(鲜)	142	橘子	55
西瓜脯	307	樱桃	58	荔枝(鲜)	96	杨梅	34
大枣(干)	339	红富士苹果	53	雪花梨	48	库尔勒梨	31
花生(生)	562	伏苹果	52	番石榴	42	柠檬汁	26
杏酱	286	福橘	67	桃(久保)	44	香瓜	33
海棠脯	286	印度苹果	49	蜜桃	47	郑州西瓜	42
苹果酱	277	红玉苹果	51	柚子(文旦)	59	白兰瓜	38
桂圆干	739	鸭梨	52	四川红橘	51	苹果罐头	39
猕猴桃	67	芦柑	56				

常见肉禽热量表（一）　（单位：千卡/100克）

食品名称	热量	食品名称	热量	食品名称	热量	食品名称	热量
腊肠	584	盐水鸭(熟)	423	猪蹄	433	猪口条	248
猪肉(血脖)	641	蒜肠	309	猪大排	388	午餐肉	229
猪肋肉	592	小泥肠	295	午餐肠	261	小肚	225
牛肉干	550	煨牛肉罐头	166	红果肠	260	羊舌	225
酱汁肉	572	五香酱驴肉	112	猪蹄(熟)	605	羊肉串(炸)	217
鸭皮	538	猪蹄筋	156	小母鸡	388	羊肉(熟)	217
香肠	508	猪肉(里脊)	155	鸡爪	423	扒鸡	329
母麻鸭	615	牛蹄筋	151	驴肉(煮)	230	火腿肠	212
牛肉松	445	鸭掌	254	土鸡	214	卤煮鸡	303
鸡翅	281	牛蹄筋(熟)	147	马肉	122	猪肝(卤煮)	203
牛舌	196	沙鸡	359	鸡肝(肉鸡)	121	鸽	479
猪大肠	191	鸭翅	218	鸡肝	121	猪肉(清蒸)	198
猪耳	176	鸭心	143	猪心	123	羊肉(肥，瘦)	226
猪肉(腿)	190	火鸡肝	143	羊肉(瘦)	131	鹅肫	100
瓦罐鸡肉汤	190	猪肉(瘦)	143	鸡胗	118	牛肉(后腿)	106
卤猪杂	186	羊脑	142	方腿	1170	猪腰子	103
腊肉	181	牛肝	139	狗肉	145	牛肉(前腿)	105
鸡腿	262	乌鸦肉	136	驴肉(瘦)	116	牛肺	95
生羊蹄筋	159	羊肝	134	羊心	113	羊肉(里脊)	103
鸡心	172	鸡胸脯肉	133	羊肉(前腿)	155	牛肉(后腱)	104
鸡肉松	440	猪脑	131	乌骨鸡	231	鸭肫	101
北京烤鸭	545	猪肝	130	鹌鹑	190	火鸡肫	91
广东香肠	433	鹅肝	129	猪肚	115	火鸡腿	91
北京填鸭	567	喜鹊肉	128	羊肉(胸脯)	164	羊肾	96
瓦罐鸡汤	27	鸭肝	128	羊肉(颈)	182	鸭胸脯肉	90
猪肉松	396	冻山羊肉	293	牛肉(瘦)	106	羊肚	87
肥猪肉	395	猪肉香肠	290	火鸡胸脯肉	103	野兔肉	84
肉鸡	526	烧鹅	396	羊肉(后腿)	143	猪肺	87
咸肉	390	羊肉(冻，绵羊)	285	兔肉	102	牛肚	72
公麻鸭	571	风干肠	283	牛肉(前腱)	119	羊大肠	75
猪肉(软五花)	411	小红肠	280	酱鸭(罐头)	267	猪小肠	65

常见肉禽热量表（二） （单位：千卡/100克）

食品名称	热量	食品名称	热量	食品名称	热量	食品名称	热量
猪肉（硬五花）	429	叉烧肉	279	猪肘棒	370	鸭血（白鸭）	58
猪肉（前蹄髈）	504	快餐店炸鸡	399	腊羊肉	246	羊血	57
宫爆肉丁（罐头）	353	蛋清肠	278	酱牛肉	246	猪血	55
猪肉（后臀尖）	346	猪排骨	386	鹅	389	鸡血	49
茶肠	329	大肉肠	273	鸭舌	402	猪肘棒（熟）	436
猪肉（后蹄髈）	438	酱羊肉	272	烤鸡	329	酱鸭	333
金华火腿	318	大腊肠	267	鸭	353	羊肉串（电烤）	234
猪肉（肥）	807	羊肉干（绵羊）	588				

常见蛋奶调料热量表 （单位：千卡/100克）

食品名称	热量	食品名称	热量	食品名称	热量	食品名称	热量
鸡蛋粉	545	鸭蛋黄	378	蛋黄粉	644	鸡蛋黄	328
鹅蛋黄	324	鸭蛋白	47	果料酸奶	67	脱脂酸奶	58
鹅蛋	225	黄油	888	母乳	65	牛奶	54
咸鸭蛋	216	奶油	879	酸奶（中脂）	64	强化VA牛奶	51
鸭蛋	207	黄油渣	599	奶片	472	橘味脱脂酸奶	48
松花鸡蛋	214	母乳化奶粉	510	全脂速溶奶粉	466	果味奶	20
松花蛋（鸭）	190	羊奶粉（全脂）	498	奶皮子	460	醋	31
鹌鹑蛋	186	强化牛奶粉	484	婴儿牛奶粉	443	芝麻油	898
红皮鸡蛋	177	全脂牛奶粉	478	奶疙瘩	426	植物油	819
鹌鹑蛋罐头	171	甜炼乳罐头	332	冰淇淋粉	396	橄榄油	899
鸡蛋（白皮）	159	奶酪	328	奶豆腐（脱脂）	343	绿茶（茶叶）	296
鸡蛋白	60	奶豆腐（鲜）	305	酸奶（高蛋白）	62	红茶（茶叶）	294
鹅蛋白	48	酸奶	72	羊奶（鲜）	59		

常见水产热量表 （单位：千卡/100克）

食品名称	热量	食品名称	热量	食品名称	热量	食品名称	热量
淡菜(干)	355	快鱼	224	乌贼	87	片口鱼	165
蛏干	340	鲐鱼	235	麦穗鱼	133	河蟹	245
鲍鱼(干)	322	虾皮	153	鲍鱼	129	鲇鱼	158
鱿鱼(干)	319	白姑鱼	224	面包鱼	160	鲢鱼	170
鱼片干	303	胡子鲇	292	墨鱼	120	基围虾	168
墨鱼(干)	350	大马哈鱼	193	琵琶虾	253	海蜇头	74
干贝	264	平鱼	203	淡菜(鲜)	163	牡蛎	73
海参	282	尖嘴白	171	海虾	155	蚶子	263
鱼子酱	201	武昌鱼	229	鲜贝	77	海参(鲜)	78
海鲫鱼	343	章鱼	52	非洲黑鲫鱼	145	蚌肉	113
金线鱼	253	口头鱼	239	鱿鱼(水浸)	77	海蛎肉	66
狗母鱼	149	黄姑鱼	217	沙梭鱼	169	乌鱼蛋	90
鲈鱼	181	带鱼	167	海鳗	182	蟹肉	62
胖头鱼	164	黄鳍鱼	238	鲅鱼	151	鲜赤贝	179
小黄花鱼	157	小凤尾鱼	138	银鱼	105	黄鳝(鳝丝)	78
红鳟鱼	174	边鱼	177	红螺	216	鲜扇贝	171
罗非鱼	172	海蟹	173	鳜鱼	192	田螺	231
毛蛤蜊	388	梭子蟹	194	青鱼	187	蛤蜊(沙蛤)	112
泥鳅	160	鳌虾	300	赤眼鳟	185	河蚬	134
大黄鱼	145	对虾	152	梅童鱼	192	蛤蜊(花蛤)	98
鲮鱼	167	龙虾	196	草鱼	195	蛏子	70
干丁香鱼	196	黄鳝(鳝鱼)	133	鲨鱼	211	河蚌	138
海米	198	沙丁鱼	133	鲤鱼	202	海蜇皮	33
堤鱼	298	明太鱼	196	鲫鱼	200	海参(水浸)	25
河鳗	215	石斑鱼	161	比目鱼	149	香海螺	276
颚针鱼	240	明虾	149	鲷鱼(加吉鱼)	163	河虾	101
大凤尾鱼	134	鲮鱼(罐头)	399				

常见食物的胆固醇和脂肪含量表

食物名称	胆固醇含量 (毫克/100克)	脂肪含量 (克/100克)	食物名称	胆固醇含量 (毫克/100克)	脂肪含量 (克/100克)
肉制品					
猪肉	126	30.8	山羊肉	60	3.9
猪瘦肉	60	6.2	绵羊肉	70	4
猪排骨	105	20.4	羊小排	54	14.1
猪五花肉	60	59	鸽肉	110	14.2
猪肉皮	100	28	兔肉	65	2.2
猪蹄	6200	17.7	鸡腿	99	7.1
猪耳	92	11	鸡肉	90	9.6
猪血	51	0.3	鸡翅	71	11
腊肠、腊肉	150	48.3	鸡爪	103	16.4
火腿	100	28	乌骨鸡	105	2.3
火腿肠	13	14.6	鸭肉	90	9
牛肉	106	2	鸭掌	36	1.9
牛蹄筋	10	0.5	鸭血	95	0.4
肥牛肉	125	4.2	鹅肉	74	19.9
带脂牛腰肉	55	29.3	鹌鹑肉	158	3.1
牛肉干	120	40			
蛋类和奶制品					
鸡蛋黄	1855	18.2	牛奶	24	2.9
鹌鹑蛋	3640	2.4	羊奶	31	3.5
鸭蛋	565	13	酸奶	15	4.6
鹅蛋	704	19.9	奶酪	140	19
松花蛋	608	10.7	奶油	207	9.7
咸鸭蛋	648	12.6	黄油	110	98
全脂奶粉	110	21	炼乳	37	8.6

食物名称	胆固醇含量 （毫克/100克克）	脂肪含量 （克/100克）	食物名称	胆固醇含量 （毫克/100克）	脂肪含量 （克/100克）
水产品					
草鱼	85	4.3	鲳鱼	120	7.8
鲤鱼	84	4.1	鳝鱼	126	1.4
鲫鱼	90	1.3	泥鳅	136	2.9
鲶鱼	463	3.7	乌鱼	91	19.8
鳜鱼	124	4.2	凤尾鱼	117	5
胖头鱼	493	2.2	黄鱼	98	2.5
鲮鱼	86	1.6	海参	51	0.2
鲈鱼	88	3.4	海蜇	24	0.3
墨鱼	348	1.5	蛤蜊	180	0.6
带鱼	244	4.9	虾类	154	0.8
鳗鱼	186	10.8	蟹类	164	2.3
鱿鱼	1170	4.7	螺肉、贝类	454	0.2
鲑鱼	86	4.1	淡菜	493	9.3
动物内脏					
猪脑	3100	9.8	猪肚	240	3.5
牛脑	2300	11	猪大肠	150	18.6
猪肝	420	5.7	猪心	155	16.5
羊肝	348	3.6	牛心	145	3.5
猪舌	230	12.3	牛肚	150	1.6
猪腰	380	1.8	山羊肚	41	3.4
猪肺	289	3.8	鸡心	194	11.7

常用降脂药物表

类别	药名	药理	用法	副作用
烟酸类	烟酸	可降低血浆三酰甘油26%，长期用药还能降低血浆胆固醇10%	100毫克，每日3次，渐增至每日1～3克，口服，溃疡病人忌用	副作用较大，部分可出现皮肤潮红、瘙痒、胃肠道反应
	烟酸铝	可降低血浆三酰甘油26%，长期用药还能降低血浆胆固醇10%	1～2克，每日3次，饭后服	长期大量使用可导致低磷血症及骨软化症
	烟酸肌酯	分解为烟酸和肌醇发挥作用	0.2～0.4克，每日3次，口服	皮肤瘙痒、恶心、多汗等
	烟酸戊四醇酯	降脂作用同烟酸，但较持久，且耐受性好	1～2克，每日3次，口服	偶有血清转氨酶升高
	烟酸生育酚酯	除有烟酸的药理作用外，还可抑制胆固醇合成与沉积	0.1～0.2克，每日3次，口服	食欲不振、恶心、腹痛、便秘、腹泻等
	灭脂灵	具有一定的降低血浆三酰甘油、胆固醇及低密度脂蛋白的作用	0.1～0.2克，每日3次，口服	皮肤瘙痒和胃肠道反应
	阿昔莫司	降低低密度脂蛋白，升高高密度脂蛋白	250毫克，每日3次，2个月为一个疗程	较少见
	吡啶甲醇	氧化成烟酸发挥降脂作用，可降低三酰甘油、胆固醇	0.5克，每日3次，口服	食欲减退、恶心等
	阿昔呋喃	显著降低低密度脂蛋白，降低三酰甘油、胆固醇，增加高密度脂蛋白	0.1克，每日3次，口服，连续4～6周为一个疗程	较少见
贝特类	非诺贝特	能显著降低三酰甘油和胆固醇，并能升高高密度脂蛋白	100毫克，每日3次，口服。或微粒型0.2克，每日1次，口服	副作用较少，偶有轻度消化道反应
	苯扎贝特	降低三酰甘油、胆固醇及极低密度脂蛋白，升高高密度脂蛋白	200毫克，每日3次，口服。或缓释型400毫克，每日2次，口服	少有消化道反应，偶见肌炎样综合征、性功能减退、脱发等
	吉非贝齐	降低三酰甘油、胆固醇及极低密度脂蛋白	300毫克，每日3次，口服。或600毫克，每日2次，口服	长期大量服用可诱发胆结石

类别	药名	药理	用法	副作用
氯贝丁酯类	氯贝丁酯	显著降低三酰甘油和极低密度脂蛋白	0.25～0.5克，每日3次，饭后服	偶有恶心、呕吐、食欲不振、头痛、乏力、肌痛、肌炎样综合征
天然鱼油浓缩剂	天然鱼油浓缩剂	使三酰甘油、胆固醇、极低密度脂蛋白、低密度脂蛋白降低，升高高密度脂蛋白	每日20～30克，分2～3次口服，连用4～6周	较少
常用降胆固醇药物				
他汀类	洛伐他汀	显著降低胆固醇、低密度脂蛋白，升高高密度脂蛋白	20～40毫克，每日2次，口服	少数病人有一过性转氨酶升高及肌痛、胃肠道反应
	立平脂	降低胆固醇、三酰甘油及β-脂蛋白，使动脉硬化斑块消退	100～200毫克，每日2次，口服，4周一个疗程	少见
不饱和脂肪酸类	亚油酸	降低胆固醇、三酰甘油	250～300毫克，每日3次，口服	少见
	多烯康	降低胆固醇、三酰甘油、低密度脂蛋白	1.8克，每日3次，口服，连服4～6周为一个疗程	少见
胆酸隔置剂	考来烯胺	降低胆固醇、三酰甘油、低密度脂蛋白	4～24克，每晚1次或分3次进餐时服	本药用量较大，味道不良，限制了该药的使用。服药后可有食欲减退、恶心、便秘等
	考来替泊	降低胆固醇、三酰甘油、低密度脂蛋白	5～20克，每晚1次，口服。或每日分2次，口服	少见
激素类	脱羟雌酮	降低胆固醇	0.5毫克，每日2～3次，口服。乳腺癌病人禁用	男性服药后可引起乳房胀痛、女性化及水肿
	羟甲烯龙	降低胆固醇	5～10毫克，每日1～3次，口服	可有恶心、水肿和男性化作用，肝功能障碍及黄疸，女性可出现月经推迟

类别	药名	药理	用法	副作用
激素类	夫拉扎勃	降低胆固醇、三酰甘油	0.5毫克，每日3次，口服。孕妇禁用	女性可出现男性化和月经异常、水肿；男性出现前列腺肥大及转氨酶升高
	右甲状腺素钠	降低胆固醇及低密度脂蛋白	开始小剂量，0.5毫克，每日3次，口服，4周一个疗程。肝功能不好者慎用，心力衰竭、冠心病、心律失常者禁用	可有类似甲状腺功能亢进症状，也可出现神经过敏，少数病人有失眠、震颤、多汗、月经失调等
酶类药物	谷甾醇	降低胆固醇	4～5克，每日3次，口服	大剂量可出现食欲减退、胃肠道痉挛、腹泻等
	维丙胺	降低胆固醇，也是保肝药，适用于肝病伴血脂增高者	50～75毫克，每日3次，口服	偶有口干、头晕、皮肤瘙痒、失眠、消化道反应等
	普罗布考	降低胆固醇、低密度脂蛋白，升高高密度脂蛋白	500毫克，每日3次，口服	少数有消化道反应及头痛症状
	胆碱磷脂	降低胆固醇和三酰甘油，有保肝作用，适用于肝病并发高血脂的病人，还可用于脂肪肝的治疗	1～2克，每日2～3次，口服	不明显
	弹性酶	降低胆固醇，防止动脉粥样硬化，抗脂肪肝	10～20毫克，每日3次，口服。或15毫克，每日1次，肌肉注射，2～8周为一个疗程	不明显
	酶脂定	降低胆固醇	2毫升，隔日1次，肌肉注射	不明显
	葡萄糖酐酸酯	降低胆固醇，改善血管壁通透性	150～300毫克，每日3次，饭前口服，连用4周后停药2周，继续服药。有出血倾向者禁用	偶见胃肠道不良反应
	泛硫乙胺	降低胆固醇、三酰甘油，升高高密度脂蛋白	100～200毫克，每日3次，口服	可有轻微腹泻、食欲不振、腹胀等
肝素类药物	降脂灵	降低胆固醇、三酰甘油	20毫克，每日3次，口服，1～2个月为一个疗程	个别有轻度恶心、腹胀、乏力等
	藻酸双酯钠	降低胆固醇、三酰甘油、低密度脂蛋白	0.1～0.2克，每日3次，口服	偶有消化道反应